治療が**劇的**にうまくいく！

高齢者の栄養
はじめの一歩

身体機能を低下させない疾患ごとの栄養管理のポイント

大村健二・葛谷雅文／編

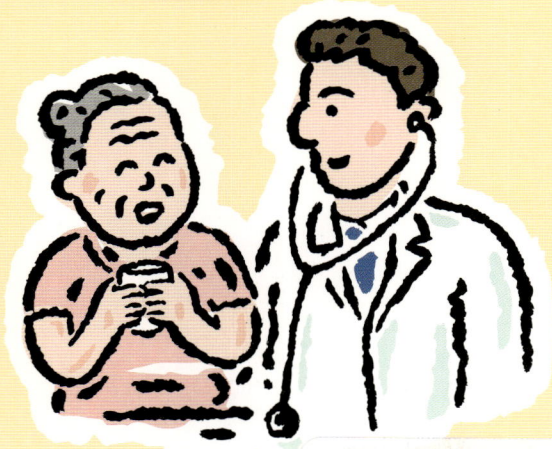

謹告

　本書に記載されている診断法・治療法に関しては，発行時点における最新の情報に基づき，正確を期するよう，著者ならびに出版社はそれぞれ最善の努力を払っております．しかし，医学，医療の進歩により，記載された内容が正確かつ完全ではなくなる場合もございます．

　したがって，実際の診断法・治療法で，熟知していない，あるいは汎用されていない新薬をはじめとする医薬品の使用，検査の実施および判読にあたっては，まず医薬品添付文書や機器および試薬の説明書で確認され，また診療技術に関しては十分考慮されたうえで，常に細心の注意を払われるようお願いいたします．

　本書記載の診断法・治療法・医薬品・検査法・疾患への適応などが，その後の医学研究ならびに医療の進歩により本書発行後に変更された場合，その診断法・治療法・医薬品・検査法・疾患への適応などによる不測の事故に対して，著者ならびに出版社はその責を負いかねますのでご了承ください．

序

　世界各国の先頭を切って高齢化が進行するわが国は，高齢者に対する社会の負担軽減を多角的に進める必要に迫られている．とりわけ，高齢者を非介護状態に保つ意義は大変大きいと考えられる．しかし，高齢者が医療行為を受けたことを機会に身体機能の低下をきたし，回復できずに長年経過することは稀ではない．医療の現場で疾病の治療に主眼がおかれることはある程度やむを得ない．しかし，疾病が治癒しても不可逆的な身体機能の低下が残存すれば，治療の価値は著しく損なわれる．医療従事者は，高齢社会の負担軽減のためにも，また自らの医療行為の価値を保つためにも，高齢患者の身体機能維持に注力すべきである．

　入院患者に高い頻度で低栄養を認めることは以前から指摘されていた．若年者は，低栄養がもたらす体重減少，骨格筋量の減少，身体機能の低下から比較的容易に回復可能である．しかし，高齢者はその能力に欠如している．したがって高齢の入院患者には，低栄養を防止するためにより綿密な栄養管理計画の策定が必要であると言える．

　わが国では「高齢者は野菜中心の食事を摂取するべき」「高齢者にとって肉や油は体に悪い」などの根拠のない考えが，ともすれば医療従事者にも浸透している．慢性腎臓病に代表される蛋白制限を必要とする疾病に罹患していない限り，高齢者に蛋白制限は必要ない．骨格筋量を維持するためには，むしろ若年者以上の蛋白質の摂取が必要である．

　本書では，健常高齢者の生理や消化吸収能，栄養素代謝を解説いただいた．また，疾患に罹患した高齢者の治療について，栄養管理に言及しながら示していただいた．これまで本書のような"高齢者"に主眼をおいた栄養管理の書籍は存在しなかった．編者のわがままを快く聞いてくださった錚々たる執筆者の方々に心から御礼を申し上げ，序文としたい．

2013年1月

山中温泉医療センター　センター長
大村　健二

治療が劇的にうまくいく！
高齢者の栄養 はじめの一歩
身体機能を低下させない疾患ごとの栄養管理のポイント

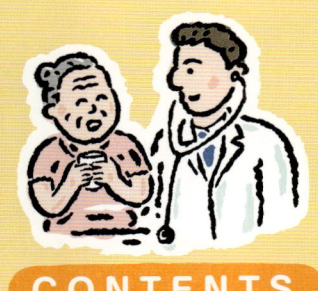

CONTENTS

序 .... 大村健二

カラーアトラス 8

第1章　高齢者の代謝（健常高齢者）

1. 高齢者の消化吸収能 .... 瓜田純久 …… 12
　症例提示　難治性浮腫で来院した消化吸収障害 17

2. 高齢者の糖代謝 .... 瓜田純久 …… 20
　症例提示　下痢の治療に難渋したアルコール依存症 25

3. 高齢者の脂質代謝 .... 瓜田純久 …… 29
　症例提示　腸閉塞術後の難治性下痢 33

4. 高齢者の蛋白代謝 .... 瓜田純久 …… 36
　症例提示　微量元素欠乏による低栄養 40

第2章　各種疾患における高齢者の特徴と栄養管理

1. 高齢者の低栄養と疾病・侵襲・手術 .... 大村健二 …… 44

2. 周術期の栄養管理 .... 宮田　剛 …… 50
　症例提示　胸部下部食道癌の周術期栄養管理 56

CONTENTS

3. 肝疾患（肝硬変）患者の栄養管理 …………………… 白木　亮，森脇久隆 **59**
　　症例提示 浮腫・腹水を合併する肝硬変症の栄養管理 …………………… **64**

4. 膵疾患患者の栄養管理 …………………… 中村陽介，廣岡芳樹，後藤秀実 **66**
　　症例提示 切除不能膵癌に対する成分栄養療法 …………………… **69**

5. 腎疾患患者の栄養管理 …………………… 柴垣有吾 **72**
　　症例提示 術後に低栄養となったESKD患者 …………………… **79**

6. 呼吸器疾患患者の栄養管理 …………………… 岡崎彰仁，笠原寿郎 **82**
　　症例提示 肺癌化学療法中の食欲不振 …………………… **87**

7. 循環器疾患患者の栄養管理 …………………… 飯島勝矢 **89**
　　症例提示 軽度の心臓悪液質（cardiac cachexia）を疑わせる慢性心不全 …………………… **93**

8. 糖尿病患者の栄養管理 …………………… 宇野将文，篁　俊成 **96**
　　症例提示 長期の高カロリー輸液が食欲不振と血糖コントロールの
　　　　　　悪化を招いた一例 …………………… **101**

9. 褥瘡患者の栄養管理 …………………… 飯坂真司，真田弘美 **103**
　　症例提示 院外で発生した仙骨部褥瘡患者の栄養・褥瘡管理 …………………… **110**

10. 認知症患者の栄養管理 …………………… 梅垣宏行 **113**
　　症例提示 薬剤の変更とともに食欲が低下した認知症患者 …………………… **119**

11. 脳血管障害患者の栄養管理 …………………… 巨島文子 **121**
　　症例提示 球麻痺をきたした脳梗塞の栄養管理 …………………… **125**

12. Parkinson病などの神経変性疾患患者の栄養管理 …………………… 片多史明 **128**
　　症例提示 Parkinson病患者の窒息 …………………… **134**

13. 誤嚥性肺炎患者の栄養管理 …………………… 大類　孝 **136**
　　症例提示 低栄養の原因となり得た高齢者のくり返す肺炎 …………………… **142**

14. 高齢者終末期の栄養管理　現状と問題点 …………………… 葛谷雅文 **145**

第3章　サルコペニア

1. サルコペニア ……………………………………………………………… 葛谷雅文　**152**
　　症例提示　環境の変化から虚弱，サルコペニアとなった一例 ……………… **158**

2. サルコペニア予防のための栄養管理とトレーニング ……… 若林秀隆　**160**
　　症例提示　サルコペニアを認めた大腿骨近位部骨折症例に対する
　　　　　　　リハビリテーション栄養管理 ……………………………………… **167**

第4章　高齢化社会における栄養管理の実際

1. 高齢者の摂食・嚥下障害評価ならびに介入法 …… 金沢英哲，藤島一郎　**170**
　　症例提示　全身耐久性を考慮した摂食・嚥下リハビリテーションを
　　　　　　　行った例 …………………………………………………………… **176**

2. 長期療養型病床における高齢者の栄養管理 ………………… 赤津裕康　**179**
　　症例提示　①胃瘻からの脱却例 ………………………………………………… **183**
　　　　　　　②広範な左中大脳動脈領域の脳梗塞発症後,
　　　　　　　　転移性肝癌で死亡した一例 …………………………………… **185**
　　　　　　　③右鼠径静脈血栓形成を併発し死亡した一例 …………………… **189**

3. 在宅要介護高齢者の栄養管理 ………………………………………… 神田　茂　**192**
　　症例提示　食事介助にかかわる虐待 …………………………………………… **198**

4. refeeding症候群 ……………………………………………………………… 大村健二　**200**

第5章　高齢者の栄養摂取状況

国民健康・栄養調査から ……………………………………………………… 大村健二　**208**

索引 ……………………………………………………………………………………… **215**

COLUMN

- 消化管のガスはどこからくるのか？ ... 18
- 糖尿病と消化吸収障害 ... 26
- 消化管の気体と液体の動態 ... 26
- 脂質代謝異常症の内視鏡所見 ... 34
- 陰イオン交換樹脂の血糖降下作用 ... 34
- 消化管トランスポーター ... 41
- 蛋白漏出の鑑別 ... 41
- 日常生活動作と手段的日常動作 ... 49
- 患者さんの耐術能評価 ... 57
- 周術期リハビリテーションによる嬉しい副産物 ... 57
- MIA症候群における動脈硬化 ... 94
- 褥瘡の肉芽色と栄養 ... 111
- 経腸栄養法 ... 126
- 高齢者のビタミン欠乏と誤嚥性肺炎 ... 143
- 胃瘻造設の目的 ... 151
- 胃瘻の満足度 ... 151
- 老衰とは？ ... 159
- 要介護の要因としての虚弱 ... 159
- トロ医者 ... 169
- コミュニティ食堂や配食サービス ... 199
- 元気に通院する高齢患者 ... 214
- 高齢者の炭水化物と脂肪の摂取 ... 214

カラーアトラス

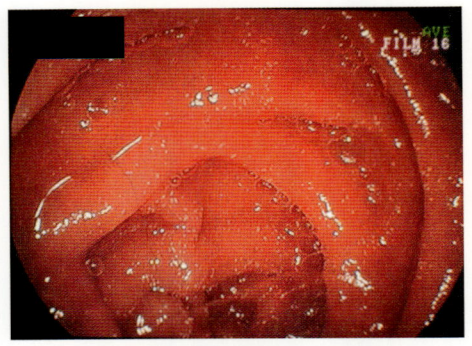

図1● 十二指腸白斑の内視鏡像（p.35, 図3参照）

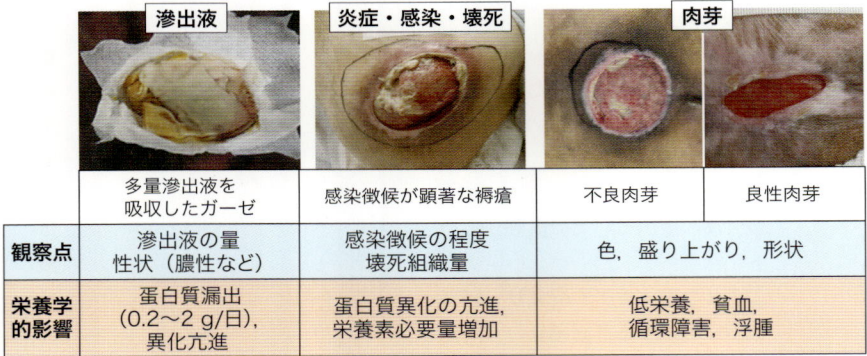

	滲出液	炎症・感染・壊死	肉芽	
	多量滲出液を吸収したガーゼ	感染徴候が顕著な褥瘡	不良肉芽	良性肉芽
観察点	滲出液の量 性状（膿性など）	感染徴候の程度 壊死組織量	色，盛り上がり，形状	
栄養学的影響	蛋白質漏出 (0.2〜2 g/日), 異化亢進	蛋白質異化の亢進, 栄養素必要量増加	低栄養，貧血, 循環障害，浮腫	

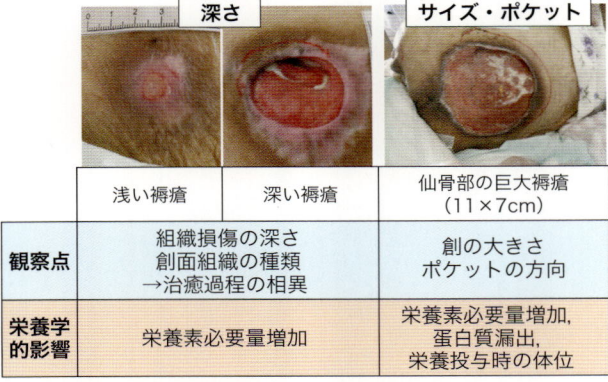

	深さ		サイズ・ポケット
	浅い褥瘡	深い褥瘡	仙骨部の巨大褥瘡 (11×7cm)
観察点	組織損傷の深さ 創面組織の種類 →治癒過程の相異		創の大きさ ポケットの方向
栄養学的影響	栄養素必要量増加		栄養素必要量増加, 蛋白質漏出, 栄養投与時の体位

図2● 創から見た栄養評価（p.107, 図1参照）

入院時　　　　　　転院時（7週後）

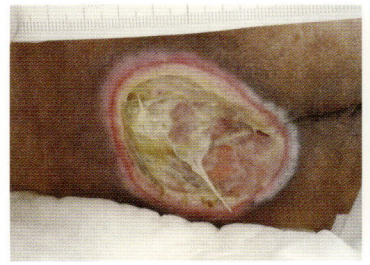
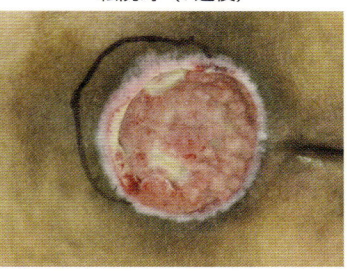

図3● 症例の経過（p.110, 図3参照）

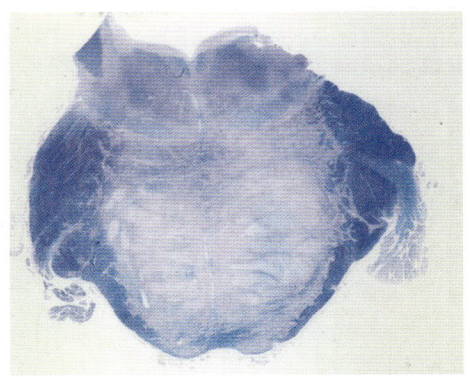

図4● 橋中心性壊死の髄鞘染色のルーペ像（p.186, 図5参照）
中央の横橋線維は本来青く染色されるが脱色している．

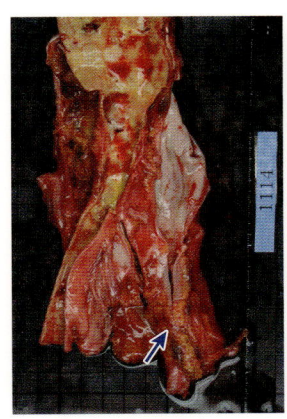
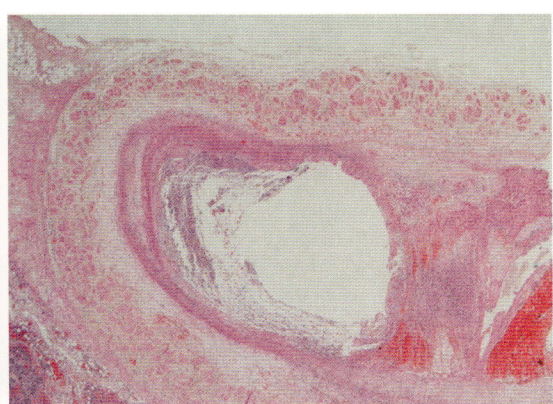

図5● 右鼠径静脈血栓の実例（p.190, 図6参照）
右鼠径静脈内に観られた巨大血栓（→）と顕微鏡像〔ヘマトキシリンエオジン（HE）染色〕．

執筆者一覧

■編者

大村健二	山中温泉医療センター
葛谷雅文	名古屋大学大学院医学系研究科地域在宅医療学・老年科学（老年内科）

■執筆者（掲載順）

大村健二	山中温泉医療センター
瓜田純久	東邦大学総合診療・救急医学講座
宮田　剛	東北大学大学院医学系研究科外科病態学講座先進外科学分野
白木　亮	岐阜大学医学部附属病院第一内科
森脇久隆	岐阜大学医学部附属病院第一内科
中村陽介	名古屋大学医学部附属病院光学医療診療部
廣岡芳樹	名古屋大学医学部附属病院光学医療診療部
後藤秀実	名古屋大学医学部附属病院光学医療診療部，名古屋大学大学院医学系研究科消化器内科学
柴垣有吾	聖マリアンナ医科大学腎臓・高血圧内科，稲城市立病院内科
岡崎彰仁	金沢大学大学院医学系研究科細胞移植学（呼吸器内科）
笠原寿郎	金沢大学大学院医学系研究科細胞移植学（呼吸器内科）
飯島勝矢	東京大学高齢社会総合研究機構
宇野将文	金沢大学大学院医学系研究科恒常性制御学講座
篁　俊成	金沢大学大学院医学系研究科恒常性制御学講座
飯坂真司	前 東京大学大学院医学系研究科 健康科学・看護学専攻老年看護学/創傷看護学分野
真田弘美	東京大学大学院医学系研究科 健康科学・看護学専攻老年看護学/創傷看護学分野
梅垣宏行	名古屋大学医学部附属病院老年内科
巨島文子	京都第一赤十字病院リハビリテーション科部
片多史明	亀田総合病院神経内科
大類　孝	東北大学加齢医学研究所高齢者薬物治療開発寄附研究部門
葛谷雅文	名古屋大学大学院医学系研究科地域在宅医療学・老年科学（老年内科）
若林秀隆	横浜市立大学附属市民総合医療センターリハビリテーション科
金沢英哲	浜松市リハビリテーション病院えんげと声のセンター
藤島一郎	浜松市リハビリテーション病院えんげと声のセンター
赤津裕康	医療法人さわらび会福祉村病院
神田　茂	南医療生協かなめ病院

治療が劇的にうまくいく！
高齢者の栄養
はじめの一歩
身体機能を低下させない疾患ごとの栄養管理のポイント

第1章 高齢者の代謝（健常高齢者）

1 高齢者の消化吸収能

瓜田純久

Point

- 消化吸収には咀嚼，消化管運動，胆膵機能，小腸の酵素活性などが関与する
- 消化器は高齢者においても比較的良好にその機能を維持している
- 適切な食事指導で，高次生活機能の自立度を高めることが重要である

1 咀嚼・嚥下機能，食道運動

　喪失歯数が増加する高齢者では，咀嚼機能が低下し，線維性食品や肉の摂取量が減少する．高齢者では嚥下障害により，誤嚥性肺炎が大きな問題となるが，誤嚥性肺炎は消化器症状の発現にも深く関連している．特に唾液分泌，食道運動の異常は，食道クリアランスの低下を招き，逆流性食道炎の発症を促す．一般に高齢者では唾液分泌は低下するが，唾液腺シンチグラフィーによる各唾液腺のwashout率を検討すると逆流性食道炎症例では年齢層によって差はなかった．しかし，口腔内へ排出された唾液の動きをシンチグラム上で追跡すると，図1のように高齢者では口腔内から食道へスムーズに排出されない症例が有意に多かった．これは，高齢者では嚥下に伴い食道上部より発生する一次蠕動波が障害されているためと思われる[2]．消化吸収は咀嚼機能を含む口腔内からはじまっており，高齢者においては消化吸収のスタートラインから，すでに出遅れているものと考えられる．

2 胃機能

　胃酸・ペプシン分泌，胃排出機能が消化吸収に関与する因子とされているが，さらに食物の圧刺激により胃底部の壁が弛緩し，上部に大きく拡張して内容物を受け入れる食後の胃適応弛緩も重要であることがわかってき

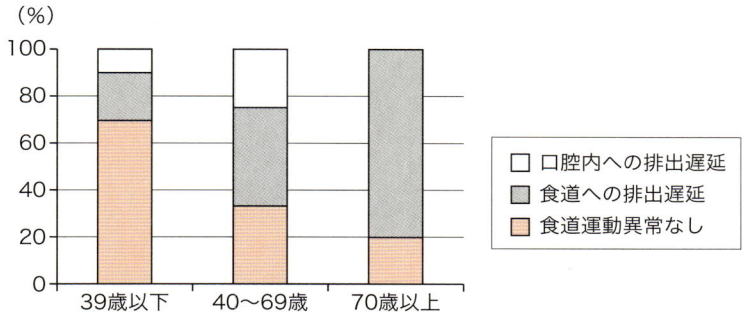

図1● 逆流性食道炎患者における口腔内へ排出された唾液の食道への移動
唾液腺シンチグラムにて口腔内に分泌された唾液が,スムーズに食道へ排出されない症例,すなわち唾液の嚥下機能に異常がある症例は高齢者逆流性食道炎の80％を占めた.
文献1より引用.

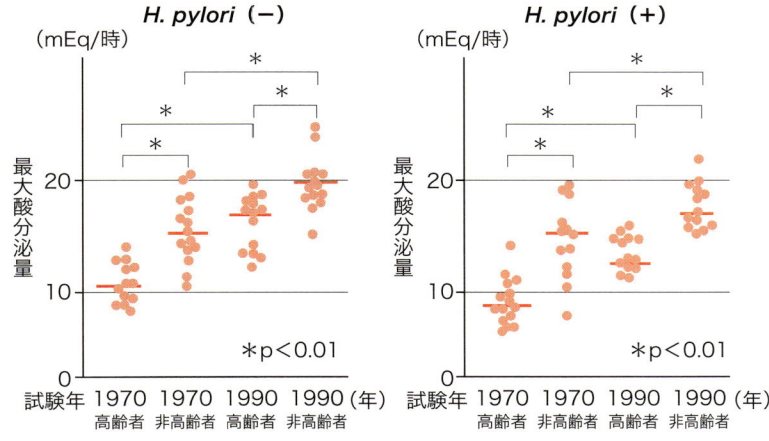

図2● 日本人の胃酸分泌量の変化
H.pylori（＋）群,*H.pylori*（－）群ともに,1970年代から1990年代にかけて,若年者,高齢者ともに最大酸分泌量が増加している.
文献3より作成.

た.胃酸・ペプシン分泌が低下する萎縮性胃炎は小児期の*H.pylori*感染により生じるため,感染期間が長い高齢者では萎縮が進行している場合が多いとされていた.しかし,近年,食生活の変化によって,高齢者においても,*H.pylori*感染にかかわらず,胃酸分泌が活発になっている（**図2**）[3].

胃排出速度も同様に健常の高齢者で保たれており，消化に必要な時間を確保するための胃適応弛緩も加齢によって変化ないことが示されている[4]．

Pitfall

胃酸分泌は年齢だけではなく，体格と比例することも知られている（図3）[5]．なお健康成人群と胃潰瘍群の分泌量はほぼ同程度であることに注目してほしい．酸分泌抑制薬で治療する胃潰瘍ではあるが，決して酸分泌が亢進しているわけではない．

3 消化管でのbacterial overgrowth

　胃酸は消化管の細菌増殖に対して保護的に作用しており，萎縮性胃炎が進行する高齢者では消化管内腔でbacterial overgrowth（細菌異常増殖）が生じやすくなる．そこで，H.pylori（−）かつ血清ペプシノゲン法で萎縮性胃炎（−）と判定された症例を対象として，内視鏡にて胃内腔，十二指腸内腔の水素，メタンガスを測定した（図4）．水素・メタンは腸内細菌の発

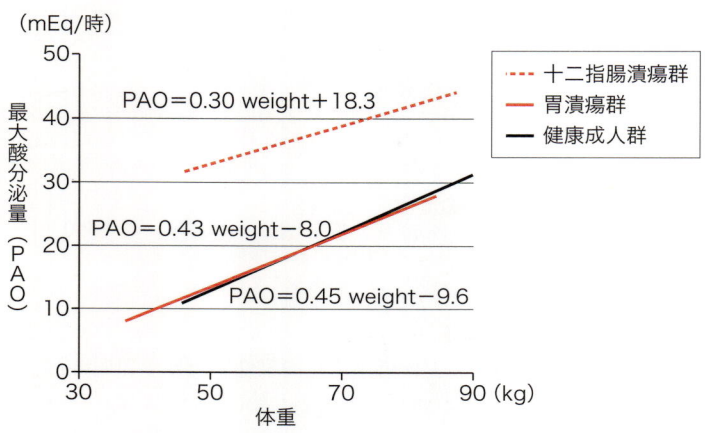

図3● 胃酸分泌量と体重の関係
　　文献5より作成．

酵によって生成され消化管内で増加し，一部は吸収されて呼気中へと排出される（COLUMN参照）．各年齢層で消化管内の水素およびメタン濃度に明らかな差はなかった．つまり，加齢により上部消化管内細菌叢に有意な変化はないと考えられる．

4 小腸からの吸収

　小腸からの吸収は各栄養素によって機序が異なり，多くの因子が関与するため，評価することは困難である．そこで，消化の過程が不要な酢酸の吸収を検討した．^{13}C-酢酸100 mgを内視鏡を用いて直接十二指腸へ撒布し，呼気中$^{13}CO_2$排出速度を検討した（図5）[1]．^{13}C-酢酸は小腸から吸収され，肝臓で酸化されて$^{13}CO_2$となり呼気中に排出されるため，$^{13}CO_2$排出速度は小腸からの吸収の指標となる．この検討では，^{13}C-酢酸の吸収代謝速度は高齢者と非高齢者でほぼ同等であった[1]．すなわち，小腸からの吸収能は高齢者において，よく保たれていると考えられる．

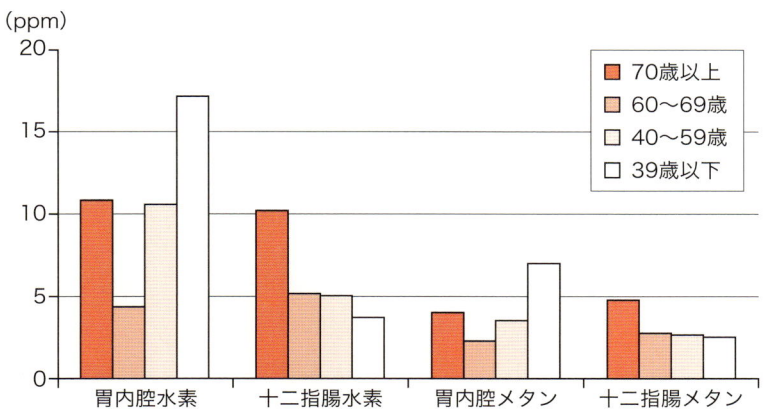

図4 ● 年齢と消化管ガスの濃度

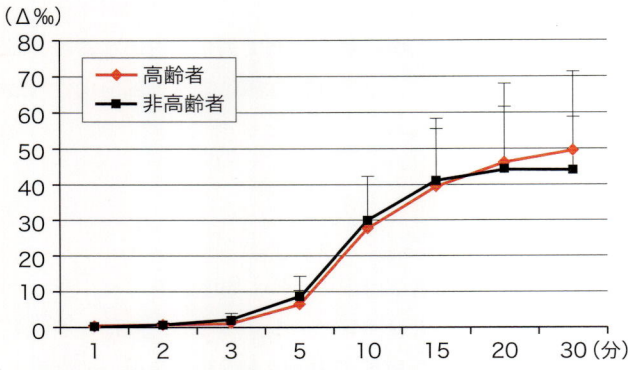

図5 ● 内視鏡的 ^{13}C-酢酸呼気試験による高齢者小腸吸収能の検討
文献1より引用.

5 胆嚢

　高齢者においてもセルレイン負荷による胆嚢収縮能には差はないとされているが，ADLが低下している場合には胆嚢収縮能は低下する．CCK（cholecystkinin）分泌は高齢者においても保たれていることから，CCKに対する胆嚢収縮の感受性低下がその主因と考えられている[6]．

6 膵

　膵外分泌は残存機能が10～20％まで低下しないと消化吸収障害が生じない．そのため高齢者では膵外分泌機能はやや低下するが，消化機能への影響はほとんどないことが知られている[7]．動物実験においては，加齢における脂肪吸収障害が数多く報告されており，ヒトでも多量の脂肪負荷では糞便中の脂肪量が増加する[8]．しかし，通常の食事に含まれる量の脂肪の吸収障害はみられない．さらに高齢者が摂取する脂肪量は低下する傾向にあるため，脂肪便の症状がみられることは少ない．

Pitfall

脂肪便は膵外分泌機能不全の大きな指標であるが，臨床の現場では意外に検査されていない．高齢者では脂肪便の検査も考える．脂肪摂取の少ない高齢者ではその解釈は難しいが，便へモグロビンとともに脂肪染色を行うと，有益な情報が得られる場合がある．

7 高齢者の味覚

　消化管内には味蕾と類似した基底顆粒細胞が多く存在し，消化管ホルモンの分泌を介して摂取した栄養素の消化吸収を調整している．同じ栄養価でも味のないものに比べ，嗜好性の高い味つけをしたものでは膵液分泌が2倍以上になることも知られている．これは迷走神経膵枝遠心性線維によって生じた膵液分泌（脳相）の差による[9]．味細胞からの情報は顔面神経，舌咽神経，迷走神経によって延髄の孤束核に伝えられ，さらに視床，大脳皮質味覚野に送られる．そこからさらに扁桃体や視床下部に情報が伝わり，摂食意欲や情動行動発現にかかわって食行動を直接コントロールしている．味覚も加齢とともに閾値上昇が起こり，同時に大脳基底核の機能低下がみられるため，脳相の消化液分泌が減少すると考えられている．65～74歳の人口の約11％，75歳以上の人口の20％が味覚低下を自覚している[10]．また，加齢に伴う唾液分泌の減少により味物質の味蕾への到達が不十分となり，味覚が低下する．高齢者では，併存する疾患の治療薬によってドライマウスが起こることもあり，加齢に伴う味覚の低下には多くの因子が複雑に関与している．

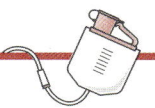

症例提示

難治性浮腫で来院した消化吸収障害

　80歳代，女性．67歳時に胃潰瘍出血で胃部分切除（B–Ⅱ法），胆嚢摘出術の既往があり，2011年に虚血性腸炎で消化器内科入院．保存的治療で10日後

に退院となった．その後，下肢浮腫が出現し徐々に全身に広がり，歩行困難となり3カ月後に消化器内科から循環器内科へ紹介入院となった．心エコーで三尖弁閉鎖不全がみられるが，BNPは105 pg/mLと軽度上昇のみであった．入院後，内視鏡検査，画像診断でも浮腫の原因が不明であり，食事全量摂取しているにもかかわらず血清アルブミン1.9 g/dLと低下したため，総合診療科へ紹介となった．

【総合診療科での対応策】

血清脂質の異常はなく，rapid turnover proteinが低下していたため，蛋白合成障害が強く疑われた．また，便中脂肪染色（＋）であり，胃切除の既往もあることから食物と消化液が十分接触できていない消化吸収障害と診断し，消化酵素薬10倍量の補充を行った．浮腫は徐々に改善し，血清アルブミンは4週後に1.9 g/dLから3.1 g/dL，半年後には3.5 g/dLと著明に改善し，現在も総合診療科に通院している．

【本症例のポイント】

「食べられる」ことで，消化器疾患を最初に除外してしまい，さらに内視鏡検査や画像診断で異常がないことから浮腫の原因として心不全が疑われて治療が遅れた例である．食事摂取十分な方が低蛋白血症を呈した場合，消化吸収障害を強く疑うことは当然である．蛋白漏出性胃腸症以外の消化吸収障害でも著しい低蛋白血症となることは意外に認識されていない．特に本症例では胃切除の既往があることから，まず消化吸収障害の鑑別が必要な症例であった．

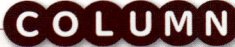

消化管のガスはどこからくるのか？（図6）

消化管ガスの組成は意外に知られていない．胃は空気とほぼ同様で窒素，酸素，二酸化炭素の順に多い組成である．大腸も意外なことに窒素が最も多く，ついで二酸化炭素，水素，メタンの順となることが多い．窒素は嚥下によって，水素，メタンは常在菌の発酵反応によって生じる．微量であるが，酸化還元反応や酵素反応によっても生成されている．これら消化管ガスと消化器症状との関連は，今後の検討課題である．

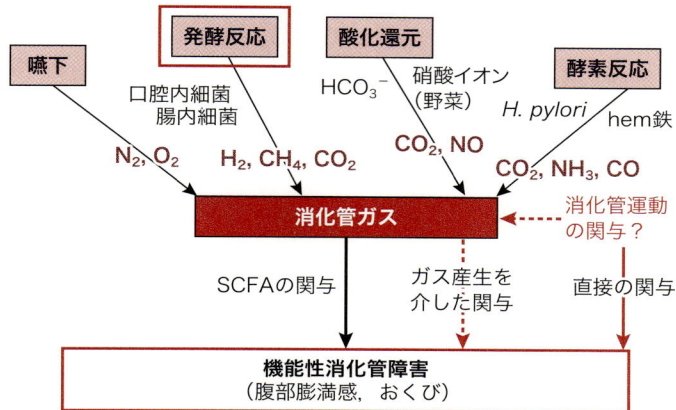

図6● 消化管ガスの起源
消化管に存在するガスは，嚥下時に飲み込む空気，消化管内の細菌が食物を発酵に利用したときに生じる H_2，CH_4，CO_2 など，主に胃酸と重炭酸イオンとの反応で生じる CO_2，硝酸イオンとの反応で生じるNO，さらに $H.pylori$ が尿素を分解して発生する CO_2，NH_3，そしてhem鉄からヘムオキシゲナーゼによって生成されるCOなどがある．このなかで極性の低い N_2，CH_4 は消化管から吸収されにくく，多くの消化器症状に関与していると考えられるが，詳細はわかっていない．
SCFA：short-chain fatty acid（短鎖脂肪酸）

参考文献

1) 瓜田純久 ほか：高齢者における消化吸収能の変化．老年消化器病，20：57-62, 2008
2) Hollis, J. B., et al.：Esophageal function in elderly men. Ann Intern Med, 80：371-374, 1974
3) Kinoshita, Y., et al.：Helicobacter pylori independent chronological change in gastric acid secretion in the Japanese. Gut, 41：452-458, 1997
4) Bouras, E. P., et al.：SPECT imaging of the stomach：comparison with barostat, and effects of sex, age, body mass index, and fundoplication. Single photon emission computed tomography. Gut, 51：781-786, 2002
5) Baron, J. H.：Lean body mass, gastric acid, and peptic ulcer. Gut, 10：637-642, 1969
6) Flores, C. A., et al.：Rates of triolein absorption in suckling and adult rats. Am J Physiol, 257：G823-829, 1989
7) Khalil, T., et al.：Effect of aging on gallbladder contraction and release of cholecystokinin-33 in humans. Surgery, 98：423-429, 1985
8)「臨床医のための膵性脂肪便の知識」（竹内　正／監，加嶋　敬／編，中村光男／著），pp.14-16, 医学図書出版，1998
9) Hawkins, R. L., et al.：Lysine deficient diet and lysine replacement affect food directed operant behavior. Physiol Behav, 56：1061-1068, 1994
10) Hoffman, H. J., et al.：Age-related changes in the prevalenceof smell/taste problems among the United States　adult population. Ann NY Acad Sci, 855：716-722, 1998

第1章 高齢者の代謝(健常高齢者)

2 高齢者の糖代謝

瓜田純久

Point

- 摂取した炭水化物は,健常人でも2〜20％がすり抜けて大腸に到達する
- 加齢とともに大腸に到達する炭水化物は増加傾向となる
- 吸収された糖の酸化能は高齢者でも保たれている

1 グルコース吸収の機序(図1)

　糖質は消化酵素によって吸収できる単位まで分解されて,消化管から吸収される.その機構は小腸上皮細胞に存在するNa^+/グルコース共輸送担体(SGLT1：sodium glucose transporter 1)の濃度勾配に逆らう能動輸送による.細胞内に取り込まれたグルコースの一部は,基底膜に存在するグルコース輸送担体(GLUT2：glucose transporter 2)によって毛細血管に移行し,門脈を経て肝へ到達する[1].同時に吸収されたNaはNa^+/K^+ポンプによって細胞外へくみ出される.小腸内腔のグルコース増加により,PKC(protein kinase C)βIIが活性化され,GLUT2を含む小胞が刷子縁側へ輸送され,グルコース吸収能を上昇させている.

　腸管からのグルコースの吸収が増加するには,グルコース輸送蛋白SGLT1とGLUT2の発現亢進が重要であり,ヒトやラットでも,糖尿病においてそれらmRNAの発現亢進が報告されている[2].通常では,高血糖状態になると管腔内から血管への輸送,特にGLUT2による吸収が抑制される.

2 炭水化物の消化

　炭水化物は消化酵素によって分解され単糖類となって吸収されるが,炭水化物の消化には食物と消化酵素の十分な接触が必要である.消化が不十

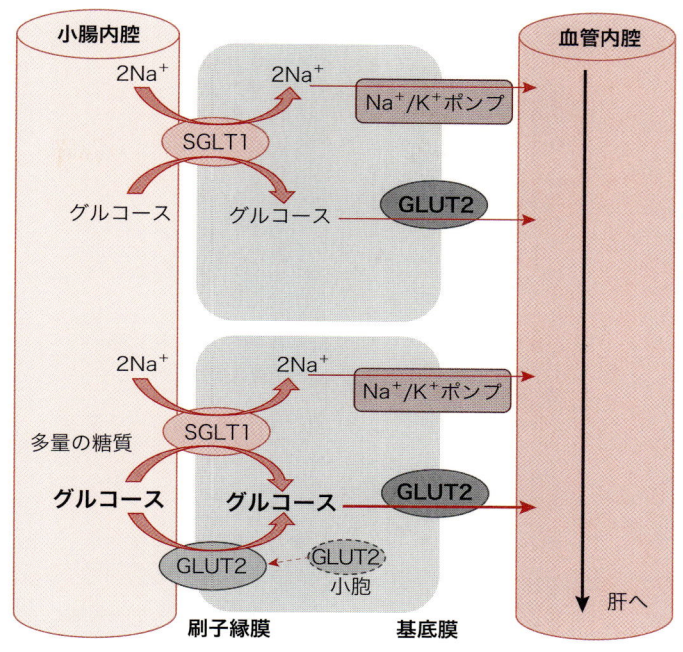

図1● 小腸におけるグルコース吸収の機序

分の場合,炭水化物は大腸へ到達し,腸内細菌の発酵反応に利用され,水素,メタン,二酸化炭素,短鎖脂肪酸などが生成される.デンプン部分分解物質であるトレーラン®Gを飲用する75g糖負荷試験は,厳密にはデンプン負荷試験であり,消化が確実に行われていることが大前提となっている.しかし,実際にはデンプンの消化には個人差があり,糖質の代謝を評価するうえで問題となる.トレーラン®G飲用後に呼気中水素ガスを経時的に測定すると,非糖尿病群では高齢者31%,非高齢者10%で上昇が認められ,高齢者でデンプンの消化効率が低下していた(図2).また,糖尿病群においても高齢者でデンプンの消化吸収障害を示す症例は44%を占めた.これらの症例では,耐糖能異常,インスリン抵抗性の評価に,十分注意する必要がある.

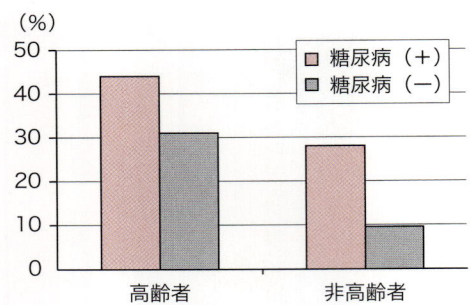

図2 ● トレーラン®G飲用後に呼気中水素ガスが10 ppm以上上昇した症例の割合

Pitfall

通常，十二指腸へ到達したデンプンは膵アミラーゼによって加水分解を受け，糖鎖の短いG-2からG-8になる．G-2まで分解されると，あとはマルターゼによってすみやかに分解される．膵外分泌不全が併存する場合には，消化吸収障害により食後血糖は上昇しない．膵外分泌不全と糖尿病が併存する場合には低血糖に注意が必要である．そのため糖尿病患者の診療において膵外分泌機能を把握することは非常に重要である．

3 小腸 bacterial overgrowth

　健常高齢者において，炭水化物は摂取量の2〜20％が消化をすり抜けて大腸へ到達するとされている[3]．炭水化物12.5 gが腸内細菌の発酵に利用されると，4.2 Lの水素ガスが生成される（図3）．40歳の日本人男性の炭水化物摂取量は1日平均428 gであり[4]，2％が大腸に到達すると2.9 L，20％が到達すると28.9 Lという大量のガスが生成される．前述のように，高齢者では炭水化物の消化吸収は低下するため，腸管で発生するガスは増加傾向になる．生成された水素，メタン，二酸化炭素は，80％が放屁として肛門から排出されるが，20％は腸管から吸収されて，呼気中に排出される．腸内細菌のなかには，最も古いメタン産生菌も存在する．メタン産生

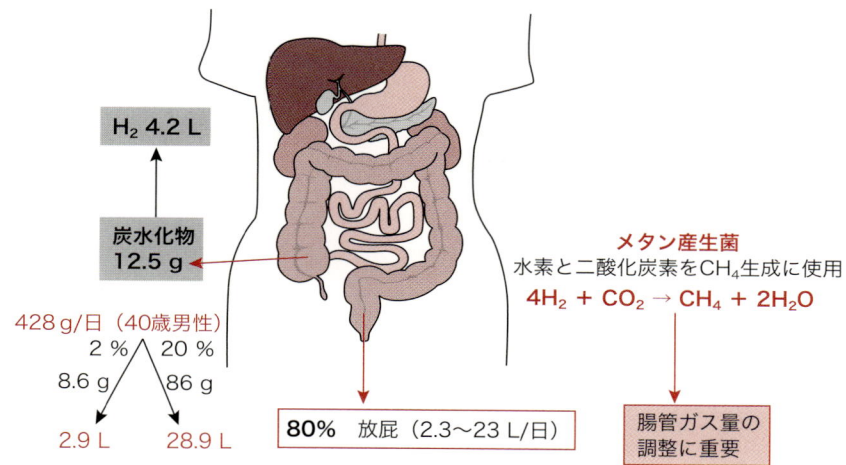

図3 ● 消化吸収されなかった炭水化物の運命

菌は他の細菌が生成した水素，二酸化炭素からメタンと水を生成するため，腸内ガスの体積を減少させる効果もある（**図3**）．一方，腸内細菌が発酵で生成する脂肪酸は，生体のエネルギー源として利用される．エネルギー効率の点からも腸内細菌は重要である．

Pitfall

デンプンはアミラーゼによってマルトース，マルトトリオース，α-リミットデキストリンに分解され，刷子縁膜のグルコアミラーゼ，イソマルターゼ，スクラーゼによってグルコースまで消化される．二糖類分解酵素は小腸吸収細胞の管腔側の刷子縁膜に発現しており，以下の4種類が存在する．これらの欠損により，重篤な下痢，栄養障害を呈する．

①sucrase-isomaltase（SI）複合体
②glucoamylase（GA）
③lactase-phlorizin hydrolase（LPH）複合体
④trehalase

4 糖の利用

　高齢者では代謝の低下，体重減少，活動性の低下などにより必要カロリー量は減少する[5]．そのため，同量の炭水化物を摂取しても，二酸化炭素まで酸化されてエネルギー源となる割合は少ないことが予想される．そこでわれわれは100 mgの^{13}C-グルコースを200 kcal（200 mL）の液状食とともに経口投与し，一定時間に呼気中に出現する$^{13}CO_2$の割合を検討した．その結果，図4に示すように呼気中$^{13}CO_2$の累積回収率は高齢者において低値傾向を示した．

　さらに，200 kcal（200 mL）の液状食では胃排出速度の影響を受けるため，内視鏡を用いて直接十二指腸に^{13}C-グルコースを撒布し，呼気中$^{13}CO_2$

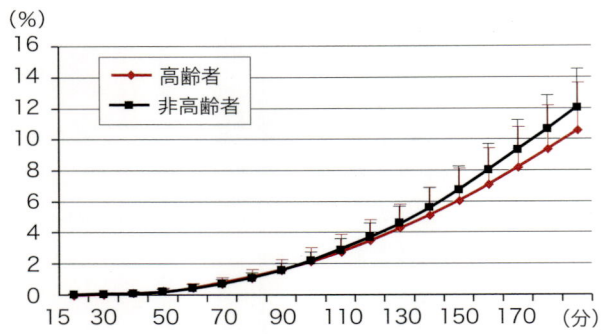

図4 ● ^{13}C-グルコース呼気試験における呼気中$^{13}CO_2$の累積回収率

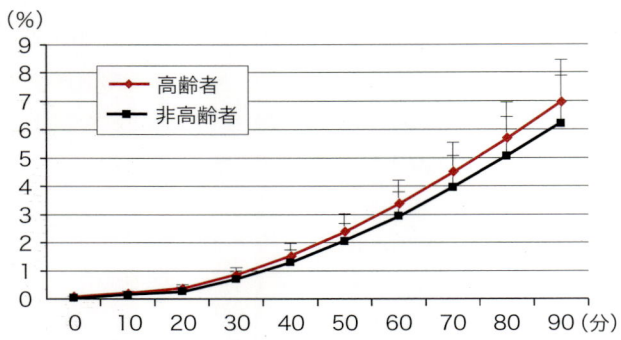

図5 ● 内視鏡的^{13}C-グルコース呼気試験における呼気中$^{13}CO_2$の累積回収率

排出量を検討した．**図5**に示すように，高齢者と非高齢者では$^{13}CO_2$排出に差はなく，高齢者でも少量のグルコースの酸化能は十分保たれていると考えられた．以上のことから高齢者では胃排出速度は遅くなるものの小腸から吸収されたグルコースからのエネルギー産生能力は非高齢者と同等であるといえる．

症例提示

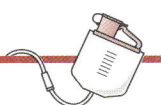

下痢の治療に難渋したアルコール依存症

60歳代後半，女性．糖尿病の既往があり，昼から飲酒する大酒家である．2カ月前から水様性下痢がみられ，徐々に食欲が低下した．1カ月で体重が14kg減少したため，近医を受診．タンニン酸アルブミン，ロペラミド塩酸塩，コレスチラミドなどを投与するも下痢が持続するため，当院紹介となった．入院時は身長150 cm，52 kg．血圧120/80 mmHg．腹部には圧痛なく，肝腫大はみられなかった．血小板8.6万/μL，アンモニア87μg/dL，Na 137 mEq/L，K 1.9 mEq/L，Cl 95 mEq/L，TP 7.1 g/dL，Alb 2.9 mg/dL，AST 88 IU/L，ALT 26 IU/L，γ-GTP 635 IU/L，Glu 146 mg/dL，HbA1c 7.6％であった．

【総合診療科での対応策】

病歴から膵外分泌機能を検査したところ，正常の1/2程度であった．そこで消化酵素薬を10倍量に増量し，消化酵素の有効pHを確保するためPPI（proton pump inhibitor：プロトンポンプ阻害薬）を増量したところ排便回数が減少し，軟便傾向となった．しかし，食欲は改善しなかった．なお，この頃から入院時正常であった血清胆汁酸が141μmol/Lと著明に増加した．小腸の細菌増殖による胆汁酸脱抱合の亢進と考え，ニューキノロン製剤を1週間経口投与したところ胆汁酸は36.4μmol/Lと低下し，便性状は明らかに固くなり食欲も回復し，第42病日で退院となった．

【本症例のポイント】

非代償性慢性膵炎における消化吸収障害と糖尿病の経過中に生じたbacterial overgrowthが下痢の病態を複雑としていたようである．下痢には止瀉薬という安易な選択は避けて，消化吸収を意識したwork upが必要である．

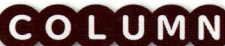

① 糖尿病と消化吸収障害

　糖尿病，特に2型糖尿病の進展に伴って消化吸収機能は大きく変化し，血糖を上昇させないように対応している（図6）．過食が長期間続くと，小腸への食物流入も増加する．消化吸収機能を全開にして対応し，血糖上昇によりインスリン分泌が増加し，末梢や肝でのグルコースの取り込みが増加する．それでも過食が持続すると，消化吸収能を超えた食物が腸管に流入するため，相対的な消化吸収障害となる．腸管には吸収されない糖質が増加し，それをエネルギー源とする腸内細菌が増加する．腸内細菌の増加は，腸管から吸収される糖質を減少させ，結果として血糖上昇を制御する．腸内細菌が糖を利用する際に生成される短鎖脂肪酸（short-chain fatty acid：SCFA）は小腸からのインクレチンホルモン分泌を促し，血糖上昇を制御する．さらにインクレチンは消化管運動を抑制し，消化管内での発酵を促進し，腸内細菌が糖質を消費するように作用する．このように，消化管は血糖上昇を制御するため，必死で対応しているのである．

② 消化管の気体と液体の動態（図7）

　液体・固体は重力で下方に向かうが，気体は逆に上方へ向かう．嚥下に伴い，1日2〜8Lの空気が飲み込まれ，十二指腸では塩酸と重炭酸イオンとの反応で5〜10Lの二酸化炭素が生成される．さらに腸内細菌の発酵によって，2.9〜28.9Lのガスが生成される．消化液と食物に由来する液体，固形物は1日9〜10Lであり，これと比較すると，消化管を1日に通過するガスは10〜47Lとはるかに多い．消化器症状を考察する際，消化管ガスの動態を無視することはできない．

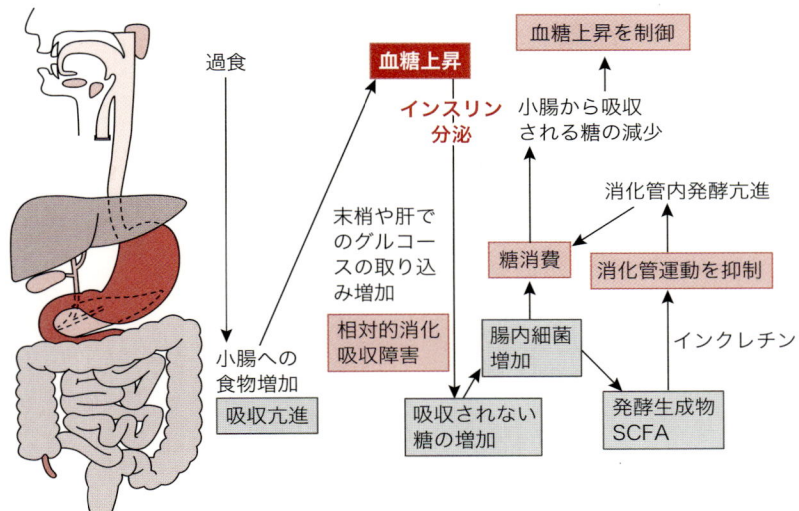

図6 ●血糖上昇に対する消化管の対応

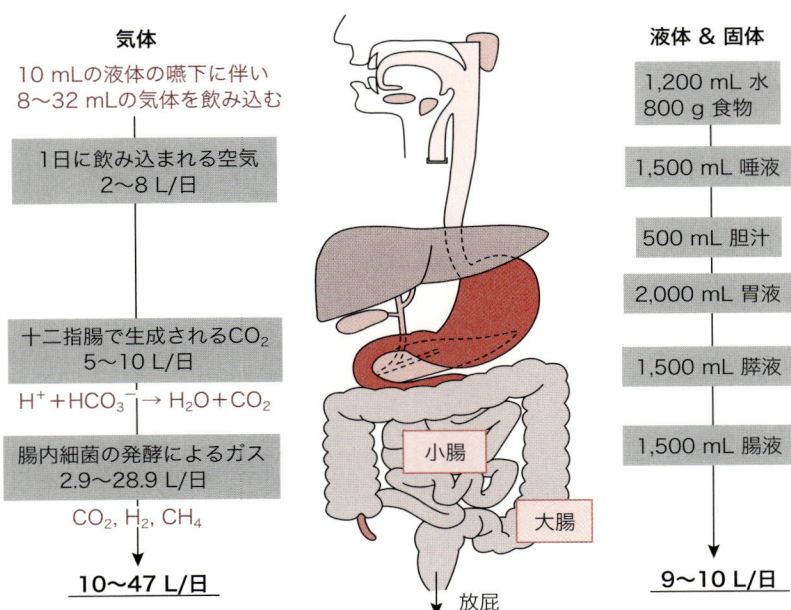

図7 ●消化管を通過する気体と液体・固形物の比較

参考文献

1) Dyer, J., et al.：Expression of monosaccharide transporters in intestine of diabetic humans. Am J Physiol Gastrointest Liver Physiol, 282：G241-248, 2002
2) Philpott, D. J., et al.：Regulation of intestinal glucose transport. Can J Physiol Pharmacol, 70：1201-1207, 1992
3) Olesan, M., et al.：Intestinal transport and fermentation of resistant starch evaluated by the hydrogen breath test. Eur J Clin Nutr, 48：692-701, 1994
4) Nakamura, T., et al.：Serum fatty acid composition in normal Japanese and its relationship with dietary fish and vegetable oil contents and blood lipid levels. Ann Nutr Metab, 39：261-270, 1995
5) Treem, W. R.：Congenital sucrase-isomaltase deficiency. J Pediatr Gastroenterol Nutr, 21：1-14, 1995
6) Piche, T., et al.：Colonic fermentation influences lower esophageal sphincter function in gastroesophageal reflux disease. Gastroenterology, 124：894-902, 2003
7) Roubenoff, R., et al.：The effect of gender and body composition method on the apparent decline in lean mass-adjusted resting metabolic rate with age. J Gerontol A Biol Sci Med Sci, 55：M757-760, 2000

第1章 高齢者の代謝（健常高齢者）

3 高齢者の脂質代謝

瓜田純久

Point

- 高齢者で脂肪吸収が変化するのには以下の機序が考えられている
  ① 小腸絨毛の萎縮による吸収面積の低下
  ② 小腸粘膜の血流低下による腸溶物質の吸収障害
  ③ MGAT活性の低下による細胞内脂肪再合成障害

1 脂質の消化吸収機序（図1）

　腸管内で吸収されるコレステロールは食事由来が300〜700 mg/日，胆汁由来が500〜2,000 mg/日であり，胆汁由来のものが多い．これらは胆汁酸によって4〜60 nmのミセルを形成し，空腸上皮細胞からNPC1L1を介して腸細胞に取り込まれる（図1）．腸細胞に取り込まれたコレステロールの一部はABCG5/ABCG8を介して腸管に再度排出されるが，それ以外のコレステロールはACAT 2により小胞体でエステル化される．さらにMTPの作用によりアポB48を構造蛋白としてTGやコレステロールエステルが付加され，カイロミクロン粒子になる．カイロミクロンはリンパ管を経由して血中へ入り，血管内皮細胞上のリポ蛋白リパーゼ（LPL）によってTGが分解される[1]．TGが減少したカイロミクロンはHDL（high-density lipoprotein：高比重リポ蛋白）からアポEを受け取りカイロミクロンレムナントとなり，肝細胞のレムナント受容体を介して肝臓に取り込まれる．血中の中性脂肪は主にVLDLに存在する．

　TGはリパーゼによりMAGと遊離脂肪酸に分解されて吸収された後，活面小胞体上でTGに再合成され，MTPにより粗面小胞体に転送され，アポB48を構造蛋白としてカイロミクロンが形成される．

　このように脂質代謝は複雑であり，多くの因子の影響を受ける．

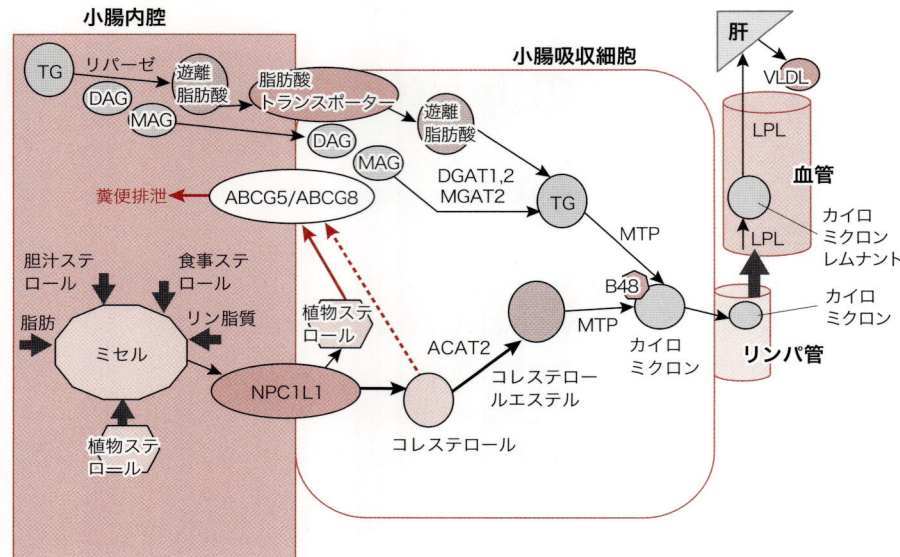

図1 ●脂質の消化吸収の機序

TG：triacylglycerol（トリアシルグリセロール），DAG：diacylglycerol（ジアシルグリセロール），MAG：monoacylglycerol（モノアシルグリセロール），DGAT：diacylglycerol acyltransferase（ジアシルグリセロールアシルトランスフェラーゼ），MGAT：monoglyceride acyltransferase（モノグリセリドアシルトランスフェラーゼ），ABCG5：ATP-binding cassette sub-family G，MTP：microsomal triglyceride transfer protein（ミクロソームトリグリセリド輸送蛋白），NPC1L1：Niemann-Pick C1-like1 protein，ACAT：acetyl-coenzyme A acetyltransferase（アセチルCoAアセチルトランスフェラーゼ），LPL：lipoprotein lipase（リポ蛋白リパーゼ），VLDL：very low density lipoprotein（超低比重リポ蛋白）

Pitfall

血中のコレステロールは，内因性のコレステロールに由来するものが多い．ヒトは恒常性によって変化しないように対応するため，食事中のコレステロールを制限すると肝での合成を促して，それを補う．外因性と内因性コレステロールの両者を考慮した脂質代謝異常の治療が必要である．

2 脂肪の吸収障害

　動物実験では加齢に伴う脂肪吸収障害が数多く報告されているが，ヒトでは通常の食事ではほとんど障害されない．しかし，多量の脂肪負荷では糞便中の脂肪量が増加する[2]．動物での加齢に伴う脂肪吸収障害は小腸粘膜不攪拌層が薄くなることが要因の1つであると考えられている．ヒトでは小腸絨毛の萎縮による吸収面積の低下[3]，小腸粘膜の血流低下による腸溶物質の吸収障害[4]，MAGAT（monoglyceride acyltransferase）活性の低下[5]による細胞内脂肪再合成障害などにより，高齢者での脂肪吸収が変化すると考えられている．ただし「第1章-1 高齢者の消化吸収能」（p.12）で述べたように，最も分子量の小さい脂肪酸である酢酸の吸収を^{13}C-酢酸100 mg呼気試験で検討すると，高齢者群と非高齢者群ではほぼ同等であった．つまり，吸収障害には消化機能の低下も大きく関与していると考えられる．

3 脂肪酸の代謝（図2）

　リガンドが未知のオーファンG蛋白質共役型受容体（orphan G-protein coupled receptor：orphan-GPCR）の研究から，新たなセンサーとして，種々の脂肪酸をリガンドとするGPCRの存在が明らかにされた[6]．短鎖脂肪酸（SCFA）で活性化されるGPR41，GPR43，中鎖脂肪酸（MCFA）および長鎖脂肪酸（LCFA）で活性化されるGPR40，GPR120が確認されている．

　腸管にはGPR43が発現し，短鎖脂肪酸のなかでもプロピオン酸に選択性がある．腸管ではGPR43はペプチドYY（PYY）を含む腸内分泌細胞，5-HTを含む粘膜肥満細胞で発現し，回腸，結腸からのPYYと5-HTが短鎖脂肪酸で分泌が刺激されることから，腸管でのGPR43の発現は重要な意味をもつ[7]．GPR41は脂肪組織に大量に発現し，短鎖脂肪酸刺激によりレプチンが産生される．GPR40は膵β細胞に主に発現し，中鎖および長鎖脂肪酸によって活性化され，グルコース刺激によるインスリン分泌を増幅する．腸内分泌細胞にはGPR120も発現しており，炭素鎖14〜18の飽和遊離脂肪酸と炭素鎖16〜22の不飽和遊離脂肪酸によってGLP-1やCCKを分泌し，インスリン分泌を刺激している．

このように，経口摂取する脂肪酸によって多彩な生理機能が誘導されるだけではなく，腸内細菌が生成する短鎖脂肪酸により活性化される受容体からのシグナルによって生理活性物質が放出される可能性があり，メタボリックシンドロームとも深く関連している．また，加齢とともに細胞膜および膜蛋白であるGPCRも変化して，細胞内シグナルを変化させていることが報告されている[8]．脂肪酸代謝の変化によって，高齢者で発症する疾患を制御できる可能性もあり，今後の研究が期待される．

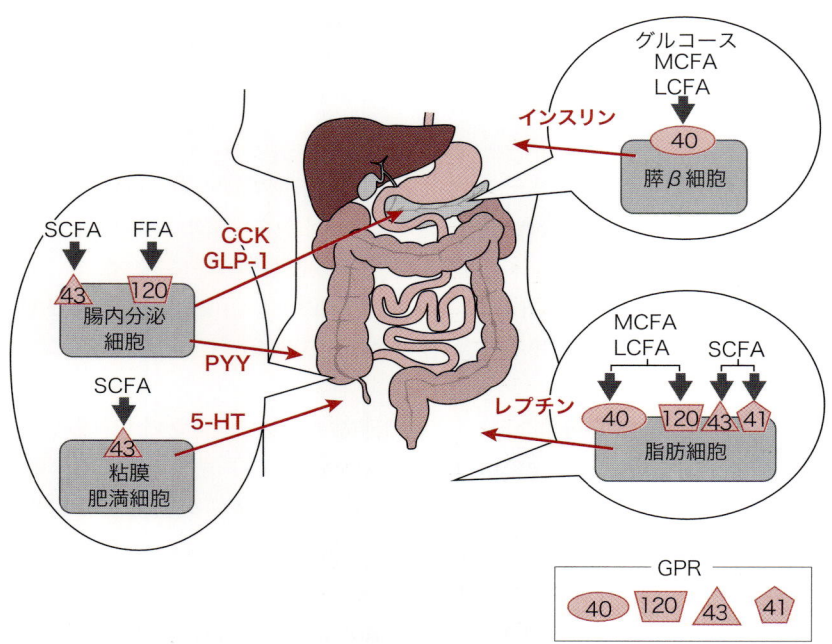

図2● 脂肪酸をリガンドとするオーファンG蛋白質共役型受容体
SCFA：short-chain fatty acid（短鎖脂肪酸），MCFA：medium-chain fatty acid（中鎖脂肪酸），LCFA：long-chain fatty acid（長鎖脂肪酸），GLP-1：glucagon-like peptide-1，CCK：cholecystokinin（コレシストキニン），PYY：peptide-YY，FFA：free fatty acid（遊離脂肪酸），5-HT：5-hydroxytryptamine〔5-ヒドロキシトリプタミン（セロトニン）〕

4 胆汁酸

　胆汁中に排出された胆汁酸は腸管に分泌され，その約95％が腸管から再吸収され，肝に至り再利用される（腸肝循環）．健常者では1回の食事で2～3回の腸肝循環が働き，回腸で吸収されなかった胆汁酸は糞便に排出される．健常人では胆汁中の胆汁酸排出量は加齢によって変化しないが，総胆汁酸合成とコール酸のプール量，血中デオキシコール酸分画，さらに胆汁酸合成の主な酵素であるコレステロール7α水酸化酵素活性が加齢とともに減少する[9]．

症例提示

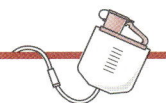

腸閉塞術後の難治性下痢

　60歳代後半，女性．5年前に腸閉塞にて緊急手術を受け，回腸を40cm切除した．その後，1日5～6回の下痢があり，特に油っぽいものを食べると下痢をするようになった．手術を受けた病院で各種画像診断，血液生化学検査，上部・下部内視鏡検査を受けたが，異常は認められなかった．種々の投薬を受けるが改善せず，複数の大学病院消化器内科で精査を受けるが原因不明と言われ，止瀉薬を投与されるも症状が5年間持続するため，当科受診となった．来院時の身体所見では貧血，黄疸はなく，腹部所見にも異常はなかった．血液検査では栄養状態は良好であり，腫瘍マーカーや炎症反応の上昇もみられなかった．

【総合診療科での対応策】

　^{13}C-酢酸水素呼気試験では，胃排出速度は正常であったが，小腸bacterial overgrowth（SIBO）が認められた．抗菌薬によるSIBO治療も考慮したが回腸切除の既往があり，また便脂肪染色（+）であり，胆汁酸の腸管循環障害による下痢と診断した．そこで，腸管内の胆汁酸を回収するために陰イオン交換樹脂コレスチミド（COLUMN②参照）による治療を行った．投与翌日から5年間持続した下痢は解消した．

【本症例のポイント】

　回腸切除によって，胆汁酸の再吸収が障害され大腸へ流入する胆汁酸が増加すると，大腸上皮が刺激されて水分泌が亢進し，下痢を呈する．胆汁酸の再吸

収の障害に伴う下痢は術後合併症として認識すべきであるが，本例は複数の専門医の診察を受けたが，胆汁酸吸収障害にたどりつくことはなかった．最近では，手術歴のない慢性下痢においても，胆汁酸吸収障害が関与しているとする報告が散見される．

COLUMN

① 脂質代謝異常症の内視鏡所見

内視鏡検査において，十二指腸，特に下行脚に白斑が散在する所見を目にすることは少なくない（図3）．これは腸管から脂肪の吸収に時間を要する所見であり，われわれの検討では，十二指腸びまん性白斑が高度な症例にはグルコースの吸収障害が認められた．非肥満者においても十二指腸白斑が高度な症例では，グルコース代謝は肥満者と類似しており，内視鏡検査で十二指腸白斑が認められた症例では糖尿病，脂質代謝異常について検索することが重要である．

② 陰イオン交換樹脂の血糖降下作用

陰イオン交換樹脂は腸管内で胆汁酸を吸着して腸管循環を阻害し，肝でのLDL受容体を増加させ，肝でのLDL取り込みを亢進させることによって血清コレステロールを低下させる．近年，本剤の血糖降下作用も報告されている．その作用として下記が推測されている[10]．

①胆汁酸の吸収を抑制する際，グルコースの吸収を抑制
②胆汁酸組成の変化がグルコース吸収を抑制
③便秘や膨満感が惹起され，食欲が低下
④インクレチンGLP-1分泌を促進
⑤胆汁酸をリガンドとする小腸や肝の核内受容体のFXR（farnesoid X receptor）を介して，糖新生の律速酵素であるPEPCK（phosphoenolpyruvate carboxykinase）の活性を抑制

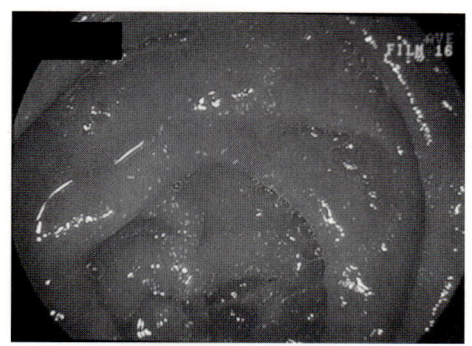

図3 ● 十二指腸白斑の内視鏡像
カラーアトラス図1参照（p.8）．

参考文献

1) Kendrick, J. S., et al.：Regulation of the assembly and secretion of very low density lipoproteins by the liver. Biol Chem, 379：1033-1040, 1998
2)「臨床医のための膵性脂肪便の知識」（竹内　正／監, 加嶋　敬／編, 中村光男／著）, 医学図書出版, pp.20-36, 1998
3) Warren, P. M., et al.：Age changes in small-intestinal mucosa. Lancet, 2：849-850, 1978
4) Fujioka, S., et al.：Contribution of intra-abdominal fat accumulation to the important of glucose and lipid metabolism in human obesity. Metabolism, 36：54-59, 1986
5) 中條　忍：脂肪吸収時の腸粘膜内代謝に関する研究．日消誌, 76：1104-1115, 1974
6) Tanaka, T., et al.：Free fatty acids induce cholecystokinin secretion through GPR120. Naunyn Schmiedebergs Arch Pharmacol, 377：523-527, 2008
7) Karaki, S., et al.：Short-chain fatty acid receptor, GPR43, is expressed by enteroendocrine cells and mucosal mast cells in rat intestine. Cell Tissue Res, 324：353-360, 2006
8) Alemany, R., et al.：G protein-coupled receptor systems and their lipid environment in health disorders during aging. Biochim Biophys Acta, 1768：964-975, 2006
9) 麻生和信 ほか：高齢者の胆汁酸代謝と胆汁排泄能．肝胆膵, 40：681-687, 2000
10) 鈴木達也 ほか：陰イオン交換樹脂の血糖降下作用．Geriat Med, 14：1165-1169, 2009

第1章 高齢者の代謝（健常高齢者）

4 高齢者の蛋白代謝

瓜田純久

Point

- ほとんどの健常な高齢者は十分な蛋白質を摂取している
- 少量のアミノ酸の吸収・代謝においては，高齢者で十分保たれている
- 低蛋白血症の原因検索にはrapid turnover proteinが重要な情報となる

1 蛋白質の消化

　蛋白質の必要摂取量は年齢により変化せず，0.8 g/kg/日程度とされているが，ほとんどの健常な高齢者は十分な蛋白質を摂取していると報告されている[1]．食事由来の蛋白質は胃液によってペプトンやプロテオースまで消化されるため，萎縮性胃炎の多い高齢者ではその消化効率が低下することになる．胃内容物は十二指腸へ到達し，膵液中酵素によってさらに分子量の小さいペプチドまで消化される．高齢者では膵外分泌機能はやや低下するが，消化機能への影響はほとんどない[2]．その後，小腸粘膜上皮の刷子縁膜上に存在するペプチダーゼによって最終段階の消化が行われ，アミノ酸として吸収される．

2 アミノ酸の吸収

　電荷をもつアミノ酸は電気的性質によって，独自の輸送機構を備えている．中性アミノ酸はNa^+依存性中性アミノ酸輸送系B０により小腸上皮細胞内へ入る．血管への輸送には輸送系Lと輸送系Tがあり，小腸上皮に発現するのは輸送系LではLAT2（L-type amino acid transporter 2），輸送系TではTAT1（T-type amino acid transporter 1）である[3]．酸性アミノ酸はNa^+依存性酸性アミノ酸トランスポーターによって小腸上皮細胞内に

入り，細胞内で中性アミノ酸に代謝変換され，中性アミノ酸輸送系Lを介して血管に送られる．シスチンおよび塩基性アミノ酸のトランスポーターは，BAT1/b0,＋AT（b0,＋-type amino acid transporter）とrBAT（related to b0,＋-type amino acid transporter）とのヘテロダイマーである．血管側の出口は輸送系y＋Lが担当し，小腸上皮に存在するのはy＋LAT1である[4]．

アミノ酸は蛋白質の基質として重要であるだけではなく，腸管上皮のエネルギー源として重要である．吸収されたアミノ酸は必ずしも門脈から肝へ到達するわけではないため，腸管上皮のアミノ酸消費は「吸収」を評価するうえで障害となる．

3 ジペプチドの吸収（図1）

ペプチド輸送系は，アミノ酸輸送系とは別に存在する．刷子縁膜のペプチダーゼに親和性の高いペプチドは，加水分解されてアミノ酸として吸収

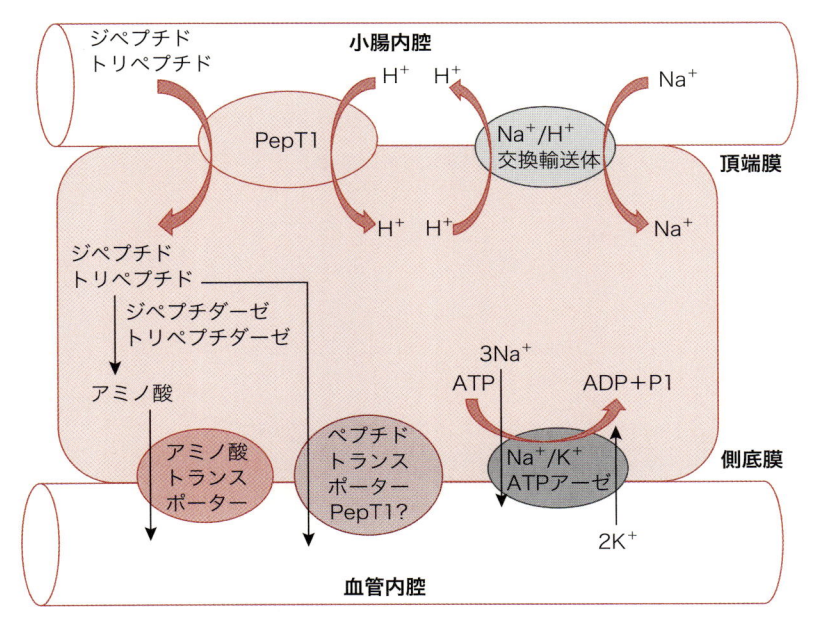

図1 ● ペプチド輸送系とアミノ酸輸送系

され,親和性の低いペプチドはペプチド輸送系(peptide transporter 1:PepT1)により吸収されて粘膜細胞内に取り込まれる[5].取り込まれたペプチドは大部分が細胞内のペプチダーゼによって分解される.一部はペプチドのままで側底膜から血中へ入るが,側底膜のトランスポーターはまだ明らかではない.ペプチドトランスポーターのPepT1はproton-dependent oligopeptide transporter(POT family)の1つであり,Human Genome Nomenclature OrganizationによってSLC15A(solute carrier 15A)ファミリーに分類されている.SLC15Aファミリーは共通してジペプチド,トリペプチドを基質とする.PepT1は小腸上皮細胞の刷子縁に局在し,蛋白質の消化吸収に関与するが,アミノ酸は一切輸送しない[5].

4 加齢による蛋白代謝の変化

アミノ酸の吸収については加齢による変化が報告されている.Pénzesら[6]は高齢者でのバリン,フェニルアラニン,プロリンの吸収低下を報告している.Warrerら[7]は蛋白質を多量に摂取させた場合,高齢者では便中に排出される窒素が増加することから,高齢者では蛋白質の消化吸収が低下していると述べている.われわれは^{13}C-ロイシン,^{13}C-グリシン 100 mgを内視鏡で十二指腸に直接撒布し,呼気中$^{13}CO_2$排出速度を検討した.ロイシンでは呼気中$^{13}CO_2$の回収率に差はなかったが(図2),グリシンでは高

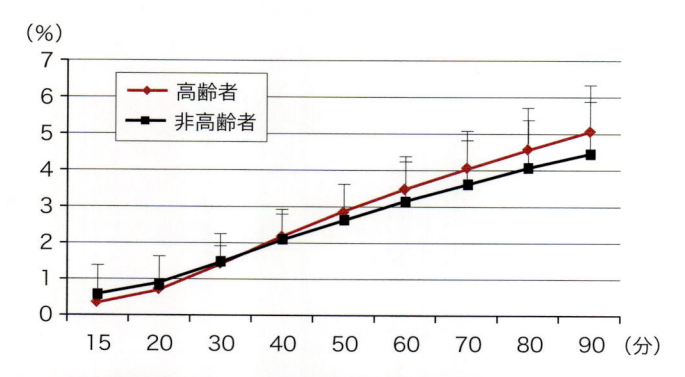

図2 ●内視鏡的^{13}C-ロイシン呼気試験における呼気中$^{13}CO_2$の累積回収率

齢者において$^{13}CO_2$排出が亢進していた（図3）．すなわち，少量のアミノ酸の吸収・代謝においては，高齢者で十分保たれていると思われる．

Pitfall

有機アニオントランスポーターポリペプチド（organic anion transporting polypeptide：OATP）ファミリーは小腸上皮刷子縁膜に発現し，主に酸性化合物を基質とする．そのため柑橘類のジュースを摂取した場合，OATPが阻害され，OATPの基質となるプラバスタチン，レボフロキサシン，タリノロールなどの薬剤の吸収が低下するため，血中濃度も低下する．一方，グレープフルーツジュースに含まれるフラボノイドは肝での代謝酵素P-450（CYP3A4）を阻害するため，Ca拮抗薬の分解・代謝が阻害され，血中濃度が上昇するので，注意が必要である．

5 高齢者の消化吸収能の把握

　高齢者では基礎疾患を有する場合が多いため，ヒトで加齢による消化吸収障害の変化を検討することは非常に困難である．軽度の栄養障害を有する高齢者の診療においては，消化吸収にかかわる消化管，肝胆膵すべての

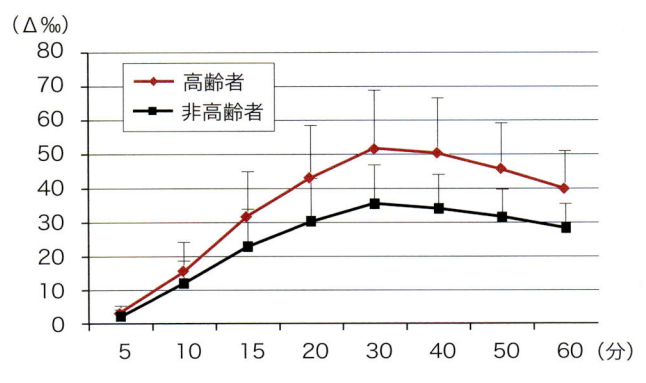

図3 ● 内視鏡的^{13}C-グリシン呼気試験における呼気中$^{13}CO_2$排出速度の変化

器質的病変の有無を調べ，その後各臓器別の機能を評価することが試みられているのが現状である．しかし，消化吸収の機序は複雑であり，すべての検査を行うには時間を要し，検査結果の解釈も容易ではない．また，摂取する内容を調査し，糞便中へ排出される量を解析する手法が最も正確な評価法と思われるが，臨床現場では実用的ではない．基礎疾患を抱え，通院していることが多い高齢者はプライマリ・ケア医と最も接点が多い．よって，プライマリ・ケア医は消化吸収能を把握して適切な食事指導で，高次生活機能の自立度を高めることが重要である．消化器内科医においては，早期癌の拾い上げという大きな役割とともに，器質的疾患がないにもかかわらず症状を有する機能的疾患についても十分な理解と適切な治療が求められている．

症例提示

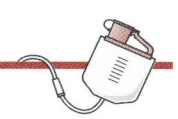

微量元素欠乏による低栄養

60歳代後半，男性．糖尿病，甲状腺機能低下症で6年前から近医通院していた．自転車で転倒し右大腿骨を骨折しさらに急性化膿性関節炎を併発して切開排膿を受けるが改善せず，当院整形外科に紹介となる．糖尿病内科でインスリン治療を行いながら右大腿膿瘍の病巣搔爬術を施行したが，食事全量摂取しているものの低アルブミン血症が増悪した．その後，食事も1,200 kcalから2,200 kcalまで増量するが血清アルブミンは1.5 g/dLであり，手術創の治癒も遷延した．低蛋白血症の原因として糖尿病によるエネルギー効率の低下を考慮し，専門内科では常食より多い2,200 kcal/日を投与してインスリン注射も増量した．しかし，低蛋白血症は全く改善せず，整形外科医から総合診療科へ栄養管理の目的で紹介された．

【総合診療科の対応策】

われわれは摂取カロリーを適正に戻し，インスリンを減量し，亜鉛製剤を追加投与した．2週間後には血清アルブミン2.9 g/dLと改善し，手術創はすみやかに治癒して退院となった．

【本症例のポイント】

蛋白合成に関与する酵素の多くは亜鉛を活性中心にもっており，これが減少

したため肝での蛋白合成が低下した症例である．糖尿病の食事制限，筋肉，脂肪などのインスリン感受性組織で亜鉛低下，インスリン治療による尿中亜鉛排出増加，血清亜鉛濃度低下により，肝での生理活性物質が減少した．その結果解糖系，TCA回路の機能が低下し，脂肪酸が動員されてβ酸化が活性化し，末梢組織の亜鉛濃度がさらに低下したものと考えられた．

> **コツ**
>
> 低蛋白血症の診療では，まず蛋白プロフィールを検索し，解糖系を構成するピルビン酸，β酸化の産物である乳酸，ケトン体について検索すると，エネルギーシステムの機能を把握できる．これらは炭水化物，脂質，蛋白の代謝を把握するポイントとなる．

COLUMN

① 消化管トランスポーター

アミノ酸，ペプチド，ヘキソースのような低分子栄養物の膜透過にはトランスポーターが選択的な膜輸送機構として働く．PepT1はオリゴペプチドの輸送を行い，基本的には基質に遊離アミノ基，遊離カルボキシル基，およびペプチド結合が必要となる．しかし，基質認識性が広く，基質となる化合物が必ずしもペプチド結合を必要とせず，β-ラクタム抗菌薬，抗ウイルス薬バラシクロビル，アンギオテンシン変換酵素阻害薬，抗腫瘍薬ベスタチンも輸送する．消化管トランスポーターは創薬ターゲットとして注目されている．

② 蛋白漏出の鑑別

蛋白漏出性胃腸症は多くの疾患で起こるが，その診断は容易ではない．便中α1-アンチトリプシンクリアランスの定量では蓄便が必要で，煩雑な手技となる．^{99m}Tc-HSAは漏出にタイミングよく撮像することが難しく，感度は高くないうえ，γカメラのない施設では施行できない．そこで，血中半減期の短いrapid turnover protein（RTP）を測定すると，簡便に診断できる（図4）．半減期の短い蛋白ほど血中濃度が低値となる．RTPの血中濃度はトランスフェ

蛋白合成

消失早い蛋白（RTP）
・レチノール結合蛋白
・プレアルブミン
・トランスフェリン

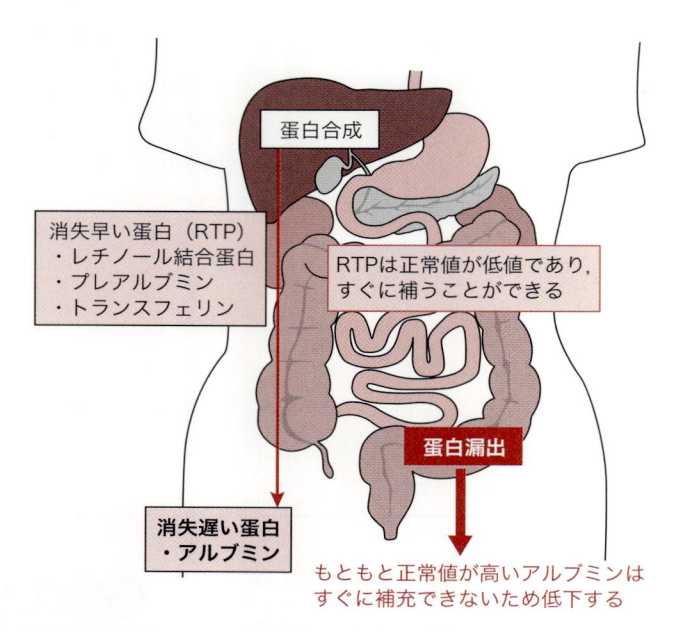

RTPは正常値が低値であり，すぐに補うことができる

蛋白漏出

消失遅い蛋白
・アルブミン

もともと正常値が高いアルブミンはすぐに補充できないため低下する

図4● rapid turnover protein（RTP）による低蛋白血症の原因推定

リン190～300 mg/dL（半減期7～10日），プレアルブミン22～40 mg/dL（3～4日），レチノール結合蛋白2.9～7.9 mg/dL（12～16時間）となっており，アルブミンの3.8～5.1g/dL（半減期20日）に比して低値であり，漏出してもすぐに補充される．しかし，アルブミンは血中濃度が高値であり，漏出した場合には補充に時間がかかるため，蛋白漏出性胃腸症ではアルブミンのみ低値となる．逆に合成障害，摂取不足ではRTPも低値となるため，血清蛋白のプロフィールによって低蛋白血症の原因について推定できる[8]．

参考文献

1) Rand, W. M., et al.：Meta-analysis of nitrogen balance studies for estimating protein requirements in healthy adults. Am J Clin Nutr, 77：109-127, 2003
2) Holt, P. R.：Intestinal malabsorption in the elderly. Dig Dis, 25：144-150, 2007
3) Shayakul, C., et al.：Localization of the high-affinity glutamate transporter EAAC1 in rat kidney. Am J Physiol, 273：F1023-1029, 1997

4) Leibach, F., et al.：Peptide transporters in the intestine and the kidney. Annu Rev Nutr, 16：99-119, 1996
5) Brandsch, M., et al.：Pharmaceutical and pharmacological importance of peptide transporters. J Pharm Pharmacol, 60：543-585, 2008
6) Pénzes, L. & Boross, M.：Intestinal absorption of heterocyclic and aromatic amino acids from the ageing gut. Exp Geront, 9：253-258, 1974
7) Warren, P. M., et al.：Age changes in small intestinal mucosa. Lancet, 8094：849-850, 1978
8) Takeda, H., et al.：Significance of rapid turnover proteins in protein-losing gastroenteropathy. Hepato-gastroenterology, 50：1963-1965, 2003

第2章 各種疾患における高齢者の特徴と栄養管理

1 高齢者の低栄養と疾病・侵襲・手術

大村健二

Point

- 健康な高齢者は、個体の維持に重要である骨格筋を保つために合目的な摂食行動をとっている
- 高齢者は、健康であっても体重の減少や骨格筋量の減少から回復する能力に乏しい
- 高齢者が低栄養に陥る要因の1つに、疾病への罹患、入院加療および手術がある
- 疾病への罹患、およびその治療に伴う栄養状態の低下を最小限に留めることが、高齢者の活動性を維持するために重要である

1 高齢者の栄養素代謝の概要

　第1章で述べられているように、加齢による消化・吸収能の低下はほとんど認められない。また、高齢者でも、中性脂肪の血中からの消失速度と酸化速度は若年者と同等に保たれている[1]．したがって、脂肪の消化・吸収に影響を及ぼす疾病に罹患していない限り、高齢者でも脂肪の吸収や利用は円滑に進行する．

　心筋や安静時の骨格筋は、主に脂肪酸を燃料として用いる．一方、運動時の骨格筋は、主にグルコースを燃料として用いる．また、加齢に伴って末梢組織のインスリン抵抗性が増すことは広く知られている．これらを勘案すると、高齢者は日常の活動量に見合った脂質を摂取すべきである．なお、年齢相応に健康な70歳以上の男性は20歳代のおよそ7割の、70歳以上の女性は20歳代の8割強の脂質を摂取している（第5章 国民健康・栄養調査から：p210参照）．

　なお、高齢者は作為的に体重を増減させると、たとえ健常者であっても体重が回復しない（図1）[2]．

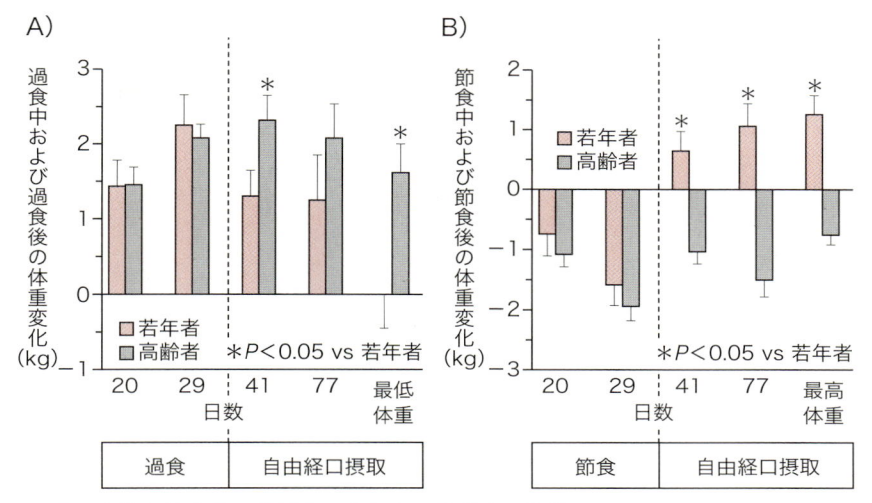

図1 ● 過食後と節食後の体重変—若年者と高齢者の比較
A）健康なボランティアを対象とした実験結果である．意思に反する加療の食事摂取（過食）により，高齢者と若年者の双方で体重が増加する．その後自由摂食に戻すと，若年者では体重が実験開始前に復する．しかし，高齢者では体重が増加したままである．
B）摂食の制限（節食）により，高齢者と若年者の双方で体重が減少する．その後自由摂食とすると，若年者ではいわゆるリバウンドで実験開始前より体重が増加する．一方，高齢者では体重が減少したままである．
文献2より引用．

2 高齢者に適した栄養の摂取と一般常識との乖離

　本邦では，高齢者は野菜中心の食生活を送るべきで，肉や油は高齢者の体に害であると信じられている．しかし，この考え方に何の科学的根拠もなく，実際**健康な高齢者は若年者と同等の蛋白質を摂取している**〔**図2**，第5章（p.208）参照〕[3]．

　高齢者では蛋白合成効率が低下するため，骨格筋量を維持するために若年者と比較してより多くの蛋白質を摂取する必要がある[4]．したがって，高齢者が若年者と同等の蛋白質を摂取するのは，**身体機能を維持しようとする自己防御の行動**とも解釈される．

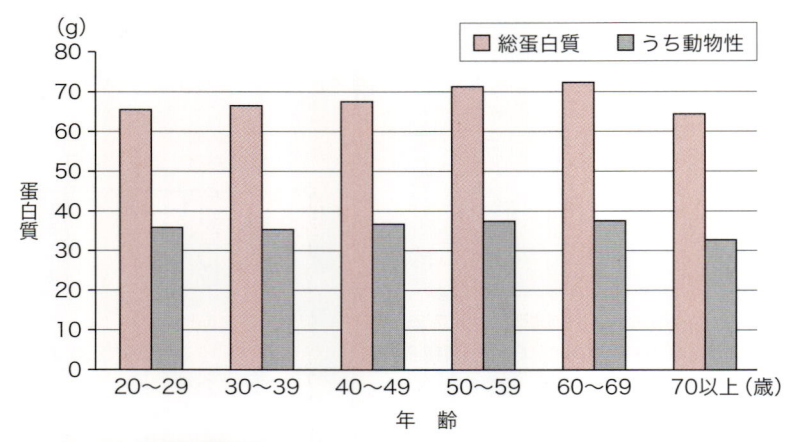

図2 ● 成人の蛋白質摂取量
文献3より作成.

> **Pitfall**
>
> **主食と副食**
>
> 日本人の**主食は米**であるため，病院食でも米飯や粥が主食，**おかずが副食**と呼ばれている．「主食10割，副食6割」の方が「主食6割，副食10割」より好ましいととられがちである．しかし，摂取される栄養素の量や組成をみると，後者の場合がはるかに好ましいものになっている（**表**）．なお，前者で摂取される蛋白質は45 g/日であり，国民健康・栄養調査による60歳代，あるいは70歳以上の国民が摂取している蛋白質の量に遠く及ばない（**図2**）．

3 高齢者が低栄養に陥る社会的要因

1）社会的要因

　高齢者は配偶者との死別，子世代との別居によって家庭的に孤立しやすい．また，離職や社会的活動の鈍化から社会的に孤独となる．これらは，いずれも食欲の低下，摂食量の減少をもたらし，低栄養の要因となる．このようなリスクを有する人達に対し，栄養指導と社会活動への参加を勧める取り組みが必要である．

表 ● 摂食量が「主食10割，副食6割」「主食6割，副食10割」であった場合の栄養摂取量

	主食（軟飯） 10割 副食（軟菜） 6割	主食（軟飯） 6割 副食（軟菜） 10割
摂取栄養量		
・熱量	1,363 kcal	1,337 kcal
・蛋白質	45.1 g	59.1 g
・脂質	27.4 g	43.4 g
・糖質	231.1 g	182.6 g
熱量割合		
・P	13 %	17 %
・F	18 %	29 %
・C	69 %	54 %
NPC/N 比	164	116

2）生物学的な加齢がもたらす低栄養の要因

　加齢に伴う**身体的活動性の低下**は，食後の骨格筋によるグルコースの取り込みを低下させる．その結果，食後の高血糖と高インスリン血症が遷延し，再度の**食欲出現が妨げられる**．また，加齢に伴う**インスリン抵抗性の増加**，胃内容の排出遅延も，食物摂取から再度の食欲の出現を遅延させる．その他の要因として，高齢者に高頻度にみられる歯の喪失は，摂食・嚥下障害から栄養状態を悪化させる．

3）医師やメディカルスタッフ側の要因

　主治医は，しばしば入院の原因となった疾患の治療に専念し，患者の栄養状態に関心を示さない．また，メディカルスタッフも疾患の治療経過に注目し，食欲の低下や体重減少に十分注意しない．さらに，**多数の薬剤の服用（poly-pharmacy）は食欲低下の原因**となりうる．

4 侵襲に伴う異化反応（糖新生）がもたらす低栄養

　侵襲が加わった生体では**内因性のエネルギー産生が亢進し，外因性のエネルギー需要は減少する**．この外因性のエネルギー需要の減少は，**食欲の**

低下に反映される．

　一方，内因性のエネルギー産生とは糖新生であり，その基質として利用されるのは主として骨格筋由来のアミノ酸である．したがって，内因性のエネルギー産生亢進は筋蛋白の崩壊，すなわち骨格筋量の減少をもたらす．高齢者では日常生活動作（ADL）や手段的日常動作（IADL）が容易に損なわれるため，骨格筋量の減少を可及的に防止する必要がある（COLUMN参照）．侵襲下の内因性のエネルギー産生を完全に止めることはできないが，適切な栄養管理や術中・術後の持続硬膜外麻酔で抑制できる．

5 消化器がん手術後の臓器欠落がもたらす低栄養

　胃切除術や食道切除術を受けると，手術侵襲から回復した後も摂食量の減少から体重の減少が持続する．ここでも骨格筋量の減少が顕著である．骨格筋量の減少はQOLの低下や抗がん薬の副作用の増強，がん化学療法へのコンプライアンスの低下をもたらす．また体重減少は，肺がん患者の独立した予後不良因子でもある．さまざまな観点から，消化器がん手術後に施行する適切な栄養管理と理学療法は，高齢者に対して一層意義あるものと言える．

6 高齢者に対する疾病の治療と栄養管理

　高齢者であっても，疾病に罹患した場合にはその治療が優先される．しかし，不必要な絶食やおろそかな輸液，不適切な栄養制限が高齢者の身体機能に不可逆的な障害を残すことは稀ではない．胃切除術後の食事制限についても，いまだに根拠のない「言い伝え」的な内容のものが散見される．

　高齢者医療では，疾病を治癒に導いても身体機能の低下を残す医療行為の価値は低いと言わざるを得ない．さまざまな疾病の治療と並行して施行される適切な栄養管理の役割はきわめて重要である．

COLUMN

日常生活動作と手段的日常動作

　日常生活動作（activities of daily living：ADL）とは，屋内の移動，食事，排泄，更衣，入浴，整容など，生活を営むうえで不可欠な基本動作をさす．一方，**手段的日常動作（instrumental activities of daily living：IADL）**とは，**より高次の生活機能**をさす．すなわち電話の使い方，買い物，銀行での預貯金，外出，屋外での移動，服薬の管理などである．社会的に自立した生活を営むためには，ADLが保たれているだけでは不足である．孤立生活を送っているか，もしくは将来的に送る見込みがある高齢者では，**IADLを良好に保つ必要がある**．

参考文献

1）Aberg, W., et al.：Fat oxidation and plasma removal capacity of an intravenous fat emulsion in elderly and young men. Nutrition, 22：738-743, 2006
2）Roberts, S. B., et al.：Control of food intake in older men. JAMA, 272：1601-1606, 1994
3）平成22年国民健康・栄養調査結果の概要：http://www.mhlw.go.jp/stf/houdou/2r98520000020qbb-att/2r98520000021c0o.pdf
4）Campbell, W. W., et al.：The recommended dietary allowance for protein may not be adequate for older people to maintain skeletal muscle. J Gerontol A Biol Sci Med Sci, 56：M373-380, 2001

第2章 各種疾患における高齢者の特徴と栄養管理

2 周術期の栄養管理

宮田 剛

Point

- 加齢に伴う臓器機能障害だけでなく，臓器機能統合機構，ストレス受容機構としての神経内分泌系や免疫系の機能低下も意識しておく必要がある
- 概して外界からの物質供給に対しては，若年者に比較して受け入れ許容範囲は小さい．よって水分，ナトリウム，グルコース，蛋白質投与に関しては少量からはじめて，循環血漿量，ナトリウム濃度，血糖，BUNなどをモニタリングしながら微調整する
- リハビリテーションは術後極力早期から開始し，骨格筋の廃用性萎縮を回避する．このリハビリテーションに応じて栄養投与はしっかりと行うべきだが，手術直後の急性期1，2日間にはむしろグルコース過剰投与は控えるのが近年の傾向である

はじめに

　　手術は身体に与えるストレスが大きい治療手段であり，治療目的達成のためには合併症の危険が伴うだけでなく，手術を契機に各種機能低下を助長する危険性もある治療である．

　　一般病院において手術の対象疾患となるのは高齢者が多く，周術期の栄養管理においても，すでにこれが勘案されている．しかし，近年さらに手術対象年齢の高齢化が進んでいるのが現状である．ここでは周術期管理，特に栄養に関して注意すべき点を解説する．

1 周術期に注意するべき高齢者の特徴

　　80歳代でも非常に元気な老人もいる一方で，50歳代でも多くの機能障害，併存症をもっている人もいる．このため，暦年齢だけで栄養管理を変えることはできない．

加齢による臓器機能低下の程度に応じて判断する必要があるが，高齢者を評価可能な機能低下臓器の集合体と考えているだけでは本質的な対処を誤る危険もある．

1）ストレス受容機構

ストレスに対する生体反応は，ストレスに対する感受性とストレスへの反応表現によって決まる．単一臓器機能だけでなく，神経系や免疫系など統合機能が重要となる．

具体的には痛みを感じる末梢神経，脊髄，脳，また細菌感染や組織損傷刺激に対して作動を開始する免疫系でいえば，マクロファージを起点とする免疫担当細胞群が感受性を規定する．その刺激をメディエーターとしてのホルモンやサイトカインが，効果器である心，肺，腎，血管，肝などに伝えることで，種々の病態からバイタルサインや各種症状などの表現形が形成される．

2）周術期の高齢者の臓器機能低下

疾患のある高齢者の栄養に関連する臓器機能低下の概要としては，心血管系の動脈硬化による末梢臓器血流障害が起こりやすいこと，循環血漿量の変動への緩衝対応がうまくできないことがあげられる（**表**）．消化器系の問題としては，腸管粘膜の萎縮，胃粘膜筋板付近の線維化などから栄養素の消化吸収能が低下することと，肝臓の線維化の程度によっては蛋白合成能の低下をきたすこともある．内分泌代謝系としては，膵臓の線維化によってランゲルハンス島機能が低下し，糖負荷に対しての反応性が低下する．さらに末梢組織のインスリン感受性も低下するので，総じて耐糖能は低下する．

腎臓における糸球体数の減少と間質の増加が生じると，濾過量の減少と尿の濃縮能，希釈能のどちらも障害される．ホルモン変化としては，レニン-アンギオテンシン-アルドステロン系の分泌が減少するのに比し，バソプレシンやノルエピネフリン，心房性Na利尿ホルモンは分泌亢進する．そのため高齢者では**水分保持力の低下と容易に低ナトリウム血症をきたすことが特徴である**．

これらの特徴を考慮すると，栄養管理という外界から物質を投与する行

表●疾患のある高齢者の栄養に関連する臓器機能低下の概要

心血管系
・動脈硬化による末梢臓器血流障害が起こりやすい
・循環血漿量の変動への緩衝対応がうまくできない

消化器系
・腸管粘膜の萎縮，胃粘膜筋板付近の線維化などから栄養素の消化吸収能が低下する
・肝臓の線維化の程度によっては蛋白合成能の低下をきたすこともある

内分泌代謝系
・膵臓の線維化によってランゲルハンス島機能が低下し，糖負荷に対しての反応性が低下する
・末梢臓器のインスリン感受性が低下
→耐糖能が低下する

泌尿器系
・腎臓における糸球体数の減少と間質の増加
→濾過量の減少と尿の濃縮能，希釈能のどちらも障害される
・レニン-アンギオテンシン-アルドステロン系の分泌が減少
・バソプレシンやノルエピネフリン，心房性 Na 利尿ホルモンは分泌亢進
→水分保持力が低下する．容易に低ナトリウム血症をきたす

為に関しての疾患のある高齢者での注意点が浮かび上がる．

2 水分電解質代謝

　従来，下部消化管手術の際には，手術前日からの絶食として固形物摂取を禁じ，下剤を多用した腸管洗浄を行っていた．しかし，これらが思わぬ脱水を引き起こして全身麻酔後に血圧の低下を招き，過剰輸液をせざるを得なくなることもある．高齢者で水分保持能力が低下している場合には特に注意を要する．近年，ERAS[1, 2]※1 の普及などによりの術前経口摂取の制限，絶食は比較的緩やかになって，術前2時間前までの摂取を許容し，むしろ約 400 mL の糖質飲料の内服を勧めるようになってきている．これは，特に高齢者において有用性が高い可能性がある．

　術中術後の輸液としては，高齢者では投与許容量の安全域が狭いことを考え，適切なモニタリングをしながら必要十分量を投与することが重要である．

※1：ERAS
　　enhanced recovery after surgery の略．2005年にコンセンサスレビューが発表された北欧発信の周術期管理の推奨プロトコール集[1]．術前，術中，術後にわたり，回復促進に寄与する22のプロトコールを提唱している．

投与輸液の「量的な推奨」というよりもCVP（central venous pressure：中心静脈圧），心エコーなどによる「モニタリングの推奨」である．

ナトリウム負荷に関しては心機能との兼ね合いで過剰負荷を避ける場合もある．しかし，若年者よりも低ナトリウム血症をきたすことが多いことに注意を要する．アルドステロン系の分泌低下によるナトリウム保持力自体の低下がその本質である．高齢者は特に低ナトリウム血症のハイリスク群であり，この高齢者特有の低ナトリウム血症にMRHE[3]※2という名前もつけられている．原疾患の改善，本稿の場合でいうと術後の順調な回復とともに低ナトリウム血症も改善することが多いが，適確にナトリウムの出納を管理するためには，尿中ナトリウム排泄量をモニタリングして補充する量を決定していく方法が有用である．

3 糖質代謝

膵臓自体の線維化，ランゲルハンス島の機能低下でインスリン分泌が少ないことや，末梢組織でのインスリン感受性の低下などの理由で，高齢者の耐糖能は低下する．また，既往として糖尿病を背景にもつ患者も手術対象となることも多くなっている．このため，高齢者は術後の高血糖をきたしやすいと考えられ，周術期では慎重な糖質投与が必要である．

侵襲後のグルコースの投与に関しては，従来の血糖管理が250 mg/dL以上になったときにはじめてインスリンを使用するものだったのに比べ，近年考え方に大きな革新が2つあった．1つはintensive insulin therapy（IIT：強化インスリン療法）[4]であり，インスリンを大量に使用してでも術後の血糖値を80〜110 mg/dLという範囲で厳格に管理することが急性期の患者の予後を改善するという考え方である．もう1つの革新はpermissive underfeedingという考え方[5]で，それまで術後のグルコース投与は30 kcal/kg/日程度あるいはそれ以上をめざす教科書が多かったのに比し，20 kcal/kg/日程度あるいはそれ以下を許容し，投与するグルコース自体を制限する

※2：MRHE

mineralcorticoid responsive hyponatoremia in elderlyの略[3]．鉱質コルチコイドであるアルドステロン分泌低下によって引き起こされる高齢者の低ナトリウム血症．高齢者の低ナトリウム血症の約30％を占めると言われる．鉱質コルチコイド製剤（フロリネフ®）投与は，知っておくべき対処方法である．

ことで血糖管理を適正に保つという考え方である．大量のインスリン投与を要するIITでは，低血糖発作という危険な合併症もあることから，インスリンの投与を極力抑える意味でも投与グルコースを減らす発想は安全性も高い．

4 蛋白質代謝

　加齢とともに腎機能の低下は起こる．CKD（chronic kidney disease：慢性腎臓病）の概念で大まかに整理されるこの腎機能低下は糸球体の濾過効率の低下であるため，溶質としての蛋白負荷に対する許容量が問題となる．周術期に関しては，組織修復や高度炎症反応への対応として通常以上の蛋白を必要とするが，BUNの上昇を上限決定の目安とした範囲内で蛋白投与を行う必要がある．

1）BUN

　高齢者に限らない一般的な話ではあるが，BUNの上昇は単に蛋白質の「量」だけの問題でなく，蛋白質と非蛋白熱量の投与との「比率」が問題となる．いわゆるNPC/N（非蛋白熱量/窒素比）であるが，投与蛋白質（あるいはアミノ酸）に対して一定の比率以下の非蛋白熱量投与しかない場合はアミノ酸を基質とした糖新生が起こる．その過程でアミノ酸のアミノ基がとれて代謝され，尿素となってBUNの上昇に結びつく．腎機能悪化による高BUN血症とは異なるが，腎臓に対する負荷軽減という意味でも適正なNPC/Nでの栄養投与が望まれる．この観点でBUNは，腎機能の指標としてだけでなく投与栄養のモニタリング指標として有用である．

2）CRP

　炎症マーカーであるCRPも肝で産生される内蔵蛋白であるため，肝蛋白合成能低下によって術後のCRP上昇が比較的軽度になることがある．しかし，これは炎症性サイトカインの分泌が低いわけではなく，サイトカインに対する反応としてつくられるべきCRPがつくられていない状況もあるため，炎症所見自体が軽度であると見誤らない注意が必要である．

5 脂質代謝

加齢に伴って脂肪代謝が低下するという報告はない．

低栄養というよりは，過剰栄養による肥満や脂質異常症などが問題となっている高齢者も少なくない．手術をするにあたっては，一般的な肥満患者の周術期管理としての注意を要することもある．

6 術後の栄養投与時期とルート

消化管の不使用期間を短縮する意味でも術後ごく早期からの経腸栄養，あるいは経口摂取開始が勧められるのは，現代では常識化してきた．しかし，消化管手術など腹部手術の場合に一時的な腸管蠕動低下があることが早期経口摂取あるいは経腸栄養の障害となっている．従来のように経口摂取開始の指標としての排ガス，あるいは腹部聴診上のグル音を待たなくても，小腸に関しては侵襲後数時間で蠕動も回復しているといわれ，手術後24時間以内に栄養投与を開始することが推奨されている．同じ栄養量であっても経腸的投与を行うことによって経静脈栄養よりも消費熱量が軽減され，侵襲反応を低減させることができる[6]．これは，特に高齢者で侵襲反応をできるだけ軽減させたいという観点から注目に値する．

近年ではさらに，消化管粘膜だけでなく嚥下機能に関しても，より早くからの経口摂取再開より嚥下機能低下を防止するという考えも提唱されている．

7 周術期リハビリテーション

近年，リハビリテーションの概念が一般外科の周術期にも普及し，極力手術直後から体を動かしはじめるようになってきている．さらに，必要に応じて術前から運動療法を開始することも推奨されている．**床上臥床による骨格筋廃用性萎縮の予防効果はもちろんのこと，呼吸機能や水分代謝への好影響もあるため，この周術期リハビリテーションが外科系医療者がエネルギーを注ぐべきポイントとなってきている．**

> **コツ**
>
> 周術期の栄養状態を良好に保つためのコツとしては，「何の栄養をどのくらい入れる」ということに心を砕くよりは，「いかに腸管不使用期間，骨格筋不使用期間を短縮するか」ということに心を傾けることが重要と思われる．手術というストレスで機能停止に陥るすべてのことを少しでも早く通常通りに戻してあげるためにはどうしたらよいかと考える．創痛も大きな障害であり，また体にまきつく多くのライン類も障害となる．鎮痛と身体環境整備，さらに低ストレス手術と麻酔はもちろんである．

症例提示

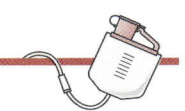

胸部下部食道癌の周術期栄養管理

70歳代，男性．

【術 前】

癌腫による食物通過障害があり，粥食を健常時の半分ほどしか摂取できない状況であった．体重も2カ月で4 kg減少．必要量に約500 kcal不足と判断し，お粥に加えて濃厚流動食を500 kcal飲用してもらいながら検査と術前準備，さらに術前より有酸素運動などのリハビリテーションを行った．手術は胸部食道切除，胃管による再建，腸瘻造設．手術時間約7時間，出血量は350 mLであった．

【術 後】

術後翌日に人工呼吸を離脱し，腸瘻からの経腸栄養も200 kcal開始．第2病日から静脈栄養とともに合計で30 kcal/kg/日を目安とし，経腸栄養は1日ごとに200 mLずつ増量させ，その増量分は静脈栄養を減量していった．第7病日に食道透視を行って縫合不全のないことを確認して水分から経口摂取を開始した．第1病日から離床訓練は進め，術後18日目，腸瘻チューブの自己管理が可能となった時点で退院となった．退院時経口摂取はまだ約800 kcal/日であり，腸瘻から経腸栄養剤600 kcalの補助を行っていた．

【栄養面での配慮】

術前より栄養摂取量が不足していると考える場合は，極力経口的な濃厚流動

食の補充で対処する．1日に 500 mL 程度の補充であれば通常の食事に付加して経口的に摂取可能な場合が多い．栄養補給をしながら，術前からの運動負荷を含めたリハビリテーションは極力行う方針．術後も高齢であっても，あるいはむしろ高齢であればあるほど積極的に翌日からの離床は進め，活動性の早期自立を図る．

【退院後の配慮】

食欲，あるいは空腹感の回復には，大手術後約半年を要するため，退院時に経口摂取だけで必要栄養量をまかなうことは無理である．このため，不足分を腸瘻から補う意味をしっかり認識してもらいながら自宅療養ができるように指導とサポートを行う．

COLUMN

① 患者さんの耐術能評価

外科医は患者さんの耐術能としての「元気さ」を精神身体活動性（psychomotor activity）として把握する．数値では言い表せない全身状態の評価である．動作が遅い，表情に乏しい，会話のレスポンスが悪い，などを直感的に感じ，外科医のそれまでの経験に基づいた周術期合併症のイメージからの評価である．これが定量化できて，共通の指標となり得れば有用なものになるはずであるが，いまだにコンセンサスの得られた客観的評価方法はないのが現状である．

② 周術期リハビリテーションによる嬉しい副産物

当院（東北大学病院）でも食道癌の周術期にリハビリテーションを行うようになった．身体活動性や呼吸機能の回復には大きな成果を得られたうえに，副産物としてICU症候群によるせん妄が明らかに減った．ICUでのせん妄に関してのこれまでの対策はあまり実を結んだ印象がなかったが，リハビリテーションがせん妄発生低下につながったことから，身体活動を抑制する環境がせん妄発生要因の1つであることが判明した．このことは，ICU看護師の大きな気づきと離床に関するモチベーション上昇にもつながった．

参考文献

1) Fearon, K. C., et al. : Enhanced recovery after surgery : a consensus review of clinical care for patients undergoing colonic resection. Clin Nutr, 24 : 466-477, 2005
2) 宮田 剛：まずERAS（Enhanced Recovery After Surgery）とは何かを知る. 外科と代謝・栄養, 45 : 125-128, 2011
3) Ishikawa, S., et al. : Closs association of urinary excretion of aquaporin-2 with appropriate and inappropriate arginine vasopressin-dependent antidiuresis in hyponatremia in elderly subject. J Clin Endocrinol Metab, 86 : 1665-1671, 2001
4) van den Berghe, G., et al. : Intensive insulin therapy in the critically ill patients. N Engl J Med, 345 : 1359-1367, 2001
5) Owais, A. E., et al. : Review article : Permissive underfeeding in short-term nutritional support. Aliment Pharmacol Ther, 32 : 628-636, 2010
6) Mochizuki, H., et al. : Mechanism of prevention of postburn hypermetabolism and catabolism by early enteral feeding. Ann Surg, 200 : 297-310, 1984

第2章 各種疾患における高齢者の特徴と栄養管理

3 肝疾患（肝硬変）患者の栄養管理

白木　亮, 森脇久隆

Point

- 肝臓は栄養素の代謝および貯蔵に中心的な役割を果たしており, 肝硬変患者では蛋白質・エネルギー低栄養が出現する
- 肝硬変患者の蛋白質・エネルギー低栄養は予後・QOLを悪化させるが, 蛋白低栄養状態への分岐鎖アミノ酸製剤, エネルギー低栄養状態への就寝前軽食などの栄養学的介入により改善する

はじめに

慢性肝疾患の終末像としての肝臓癌による死亡数は, 1980年代2万人前後であったが近年3万5千人前後と約1.5倍に増加している（**図1**）. さらに年齢別の階層では, 70歳未満の肝臓癌による死亡数は1980年代と比べて2003年はほぼ同等であるのに対し, 70歳以上の肝臓癌での死亡数が急速に増加している（**図1**）. 肝臓癌の発生母地は肝硬変症が多いことより, 肝臓癌・肝硬変症は高齢者層において重要な疾患である.

1 肝疾患での栄養障害の頻度と特徴

肝臓は全身の代謝の重要臓器であり, これが障害されるとさまざまな栄養障害をきたす. 入院肝硬変患者における蛋白またはエネルギー低栄養の頻度は, 62％の患者がエネルギー低栄養状態, 70％の患者が蛋白低栄養状態で, その両者を有する蛋白質・エネルギー低栄養（protein-energy malnutrition：PEM）は50％と報告されている[1].

1）エネルギー代謝の障害

肝臓は栄養素の代謝および貯蔵に中心的な役割を果たしており, エネル

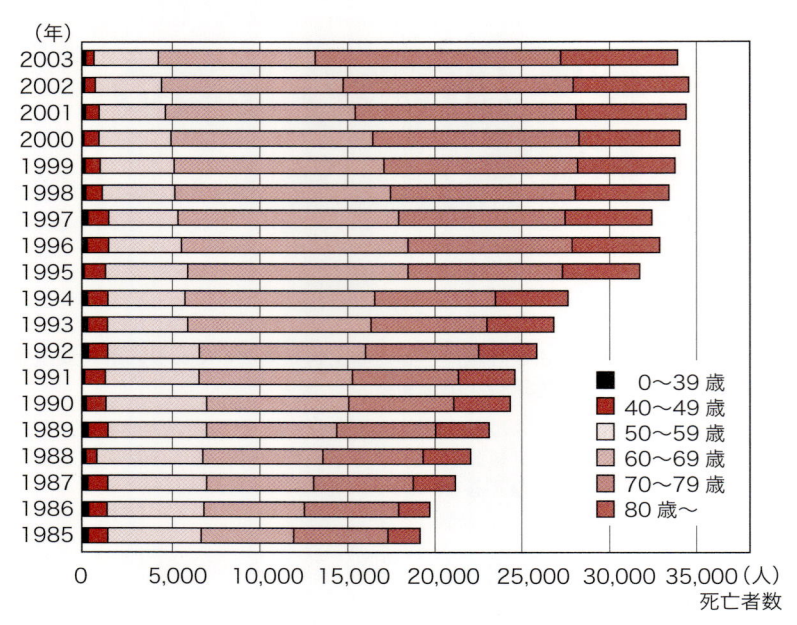

図1 ● 肝臓癌年齢階級別死亡数の年次推移
70歳以上の肝臓癌による死亡数が急速に増加している．

ギー代謝では血糖の維持，グリコーゲンの合成と貯蔵，アミノ酸や乳酸からの糖新生，脂肪酸からのケトン体の産生などに深く関与している．肝硬変患者において間接熱量計によりエネルギー代謝を測定すると，安静時エネルギー消費量（resting energy expenditure：REE）の亢進がみられる．さらにエネルギー基質の燃焼比率をみると，糖質の燃焼低下，ならびに脂肪の燃焼亢進を認める（**図2**）．これは，肝臓の萎縮によるグリコーゲン貯蔵量の低下が最も大きな要因である．さらに，インスリン抵抗性の増大と高グルカゴン血症，インスリン拮抗ホルモンであるカテコラミンやコルチゾールの血中濃度の増加などにより，生理的なエネルギー基質としての糖質の利用効率が低下することも関与する．このような栄養代謝パターンは，肝硬変の重症度の進展とともにより顕著に認められ（**図2**），予後に影響を与える[1]．

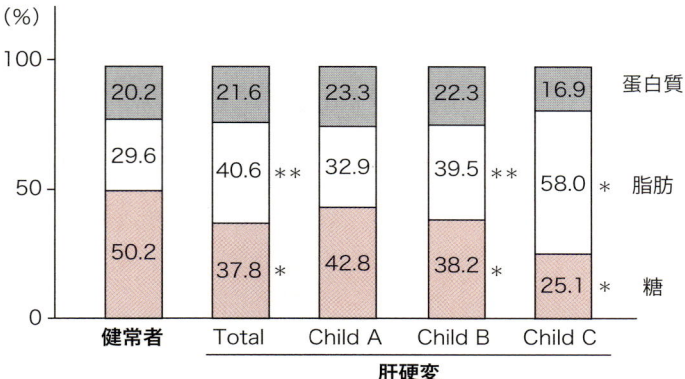

図2● 間接熱量計による肝硬変患者のエネルギー代謝状態
肝硬変の重症度の進展（Child分類）とともに糖質の燃焼低下，脂質の燃焼亢進が認められる．
文献2より引用．

（グラフデータ：健常者 糖50.2／脂肪29.6／蛋白質20.2，Total 糖37.8*／脂肪40.6**／蛋白質21.6，Child A 糖42.8／脂肪32.9／蛋白質23.3，Child B 糖38.2*／脂肪39.5**／蛋白質22.3，Child C 糖25.1*／脂肪58.0*／蛋白質16.9　*P＜0.01，**P＜0.05　対健常者）

2）アミノ酸インバランス

　アミノ酸代謝では，分岐鎖アミノ酸（branched chain amino acids：BCAA）の低下と芳香族アミノ酸（aromatic amino acids：AAA）の増加，およびこれらのモル比であるFischer比（Fischer's ratio：BCAA/AAAモル比）が著明に低下する．これを臨床的にアミノ酸インバランスと呼ぶ．アミノ酸インバランスの機序は，肝硬変に伴う高アンモニア血症を代償するためにBCAAが用いられることや，肝硬変患者で障害されるエネルギー代謝を代償するためBCAAがエネルギー源として燃焼することである．いずれもその主たる場は骨格筋であり，血中からBCAAが積極的に取り込まれることになる．アンモニアは，生理的条件では肝のオルニチンサイクルによって解毒される．しかし，肝硬変ではこの代謝経路が障害されるため，骨格筋でグルタミン酸からグルタミンを合成する過程でアンモニアを取り込むことにより処理される．この経路が円滑に進むためにはグルタミン酸の供給が不可欠であり，その前段階でBCAAが必要である．したがって肝硬変患者の骨格筋はアンモニア解毒のためBCAAを血液から取り込むことになる．

2 栄養療法

1）至適エネルギー量と基質の選択

　　2002年の日本病態栄養学会で肝硬変患者の栄養基準が具体的に示されている（**表**）[3]．近年，肝硬変患者への経口BCAA製剤投与の臨床研究において，さまざまな有効性が報告されている[4]．2005年に本邦より報告された非代償性肝硬変患者646例を対象に2年間のBCAA製剤投与群と食事治療群の効果を比較した多施設無作為試験では，イベントフリー（死亡・肝癌の発生・食道静脈瘤破裂・肝不全病態の悪化）生存率の有意な改善（**図3**），血清アルブミン値の有意な上昇，Short Form-36（世界で広く使われている自己報告式の健康状態調査票）でのQOL評価における全体的健康観の項目の改善が示されている[4]．

2）至適供給法

　　肝硬変患者では小腸機能の低下を認め，さらに重度の肝硬変患者では腸管内細菌のbacterial translocationを伴う頻度が高い．これは，生体網内

表●肝硬変患者の栄養基準　日本病態栄養学会（2002年）

1．エネルギー必要量
栄養所要量（生活活動強度別）*を目安にする 耐糖能異常のある場合：25〜30 kcal/kg**/日
2．蛋白質必要量
蛋白不耐症がない場合***：1.0〜1.5 g/kg/日 蛋白不耐症がある場合：低蛋白食（0.5〜0.7 g/kg/日）＋肝不全用経腸栄養剤
3．脂質必要量
エネルギー比　20〜25％
4．食塩
腹水・浮腫（既往歴も含む）がある場合：5〜7 g/日
5．分割食（4〜6回/日）あるいは夜食（約200 kcal相当****）

*第六次改訂　日本人の栄養所要量(厚生労働省，2000)
**kg：標準体重kg
***低アルブミン3.5 g/dL以下，Fischer比1.8以下，BTR 3.0以下の場合には分岐鎖アミノ酸顆粒製剤を投与することがある．
****肥満例では，夜食を給与する場合には，1日の食事総量を変化させないか減量する必要がある．また，やせ例では，夜食も含めて1日の食事総量の増加を検討する．夜食などはバランス食であることが望ましい．
文献3より引用．

系機能の低下とともに内因性感染症の原因になる．このような状況下で腸管の機能を保つため，原則的には経口または経腸栄養を優先すべきである．

また近年，肝硬変患者に対する就寝前軽食（late evening snack：LES）の有用性が報告されている[5, 6]．肝臓に貯蔵されたグリコーゲンは空腹時のエネルギー源として供給されるが，肝硬変では肝臓の萎縮によりグリコーゲン貯蔵量が激減する．グリコーゲン分解による糖新生が円滑にできない条件下では，血糖の維持のため筋蛋白を分解して得たアミノ酸からの糖新生が必要となり，その結果として骨格筋量が減少し窒素出納は負に傾く．肝硬変患者では，健常者の3日間の絶食時に近い代謝状態にわずか半日の絶食で陥る．肝硬変患者の起床時におけるこうした絶食状態の改善にLESを試みることにより，窒素バランスの有意な改善や間接熱量計でのエネルギー代謝パターンの改善が報告（図4）されている[5, 6]．

3 高齢者における肝疾患の特徴・注意と栄養管理

20歳から80歳への加齢変化により，肝重量は男性で約45％，女性で約28％減少し，肝血流量も約35％減少する．肝臓の薬剤代謝活性，特に酸化反応にかかわる酵素活性が低下する．多種類の薬剤を服用することが多い高齢者では代謝反応が低下していることにより，薬剤性の肝障害の頻度が増加

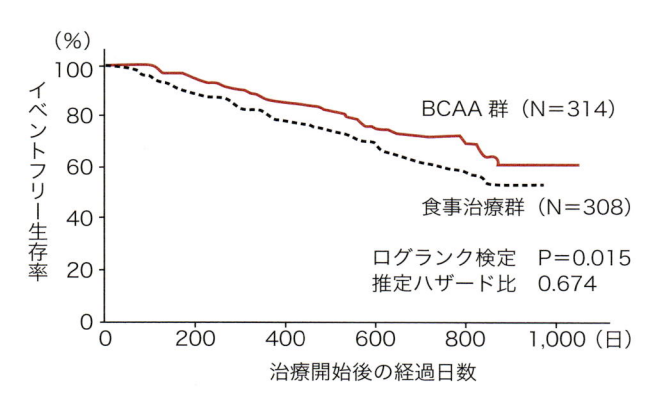

図3 ● BCAA長期投与によるイベントフリー生存率
イベント：肝不全の病態悪化，食道・胃静脈瘤の破綻，肝癌発生，および原因にかかわらずすべての死
文献4より引用．

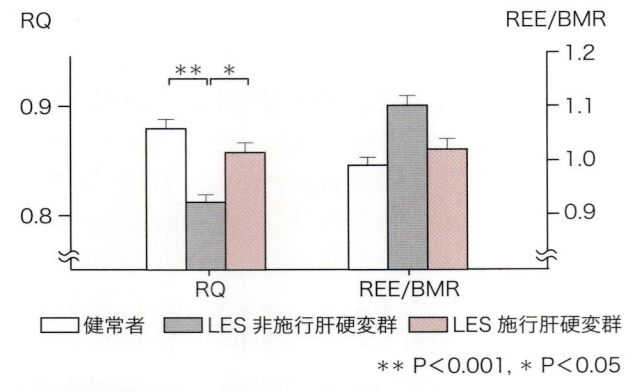

図4 肝硬変患者に対するlate evening snack（LES）のエネルギー代謝状態への効果
RQ：respiratory quotient（呼吸商）
REE：resting energy expenditure（安静時エネルギー消費量）
BMR：basal metabolic rate（基礎代謝量）
文献5より引用．

したり，精神安定薬の服用により容易に肝性脳症が惹起されることがある．

高齢肝硬変患者（65歳以上）では，非高齢肝硬変患者と比較して蛋白代謝異常の頻度は変わらないものの，耐糖能異常の合併が多いとの報告があり注意を要する．

また，肝性脳症時の食事療法は窒素源が血中アンモニア濃度を上昇させるので低蛋白食が基本とされている（**表**）．しかし，長期間の蛋白制限は栄養不良を助長し予後にも影響を及ぼすため，蛋白制限は肝性脳症の急性期に限り，漫然と行わないこととしている．実際の臨床では蛋白不耐のため食事蛋白量を維持できない場合があり，このような場合にはBCAAを含む肝不全用経腸栄養剤を使用することで，必要な蛋白量を維持しながら脳症の誘発を抑制することができる．

症例提示

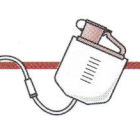

浮腫・腹水を合併する肝硬変症の栄養管理

70歳代，男性．20歳より毎日日本酒を5合程度飲酒していた．2カ月前より食欲不振と腹部膨満感が出現し，症状の改善がないため家人に連れられ近医

受診した．近医受診時，腹水貯留を指摘され紹介入院となった．

【入院時検査】

血液検査：TP 6.1 g/dL，Alb 2.2 g/dL，T-Bil. 1.8 mg/dL，AST 55 IU/L，ALT 34 IU/L，LDH 402 IU/L，γ-GTP 456 IU/L，BUN 19.4 mg/dL，Cr 0.42 mg/dL，NH_3 68 μg/dL，BTR（BCAA/チロシンモル比）1.78（4.41-10.05）

胸腹部単純造影CT：胸水（−），腹水（＋＋＋），肝萎縮（肝内占拠性病変認めず），脾腫（＋＋＋）

【治療経過】

肝硬変では，肝機能不全の病型として組織内や腹腔内に体液が異常に貯留する場合がみられる．軽度の場合は下腿浮腫として，さらに高度となれば腹水として認められる．腹水治療のため門脈血流を低下させず，かつ腎血流の増加を図るために安静臥床とした．また，食事療法では塩分と水分の摂取制限を行うが，厳しい食塩制限食では食欲低下により栄養状態の悪化を招くこともあり，5～7 g/日程度とした．食事以外の飲水量は尿量をみながら500～800 mL/日に調整した．蛋白量は蛋白不耐症がないため制限せず，1.2～1.3 g/kg/日とした．腹水の原因として低アルブミン血症が考えられたが，十分な食事摂取量が確保できないため，BCAA高含有の肝不全用経腸栄養剤（アミノレバン®EN）を使用した．その際，水分制限のためゼリー化して用いた．

参考文献

1) Tajika, M., et al.：Prognostic value of energy metabolism in patients with viral liver cirrhosis. Nutrition, 18：229-234, 2002
2) Shiraki, M., et al.：Elevated serum tumor necrosis factor-alpha and soluble tumor necrosis factor receptors correlate with aberrant energy metabolism in liver cirrhosis. Nutrition, 26：269-275, 2010
3) 森脇久隆 ほか：consensus I 治療食と栄養教育 1. 肝硬変．日本病態栄養学会誌，5：83, 2002
4) Muto, Y., et al.：Effects of Oral Branched-Chain Amino Acid Granules on Event-Free Survival in Patients With Liver Cirrhosis. Clin Gastroenterol Hepatol, 3（7）：705-713, 2005
5) Miwa, Y., et al.：Improvement of fuel metabolism by nocturnal energy supplementation in patients with liver cirrhosis. Hepatology Research, 18：184-189, 2000
6) Nakaya, Y., et al.：BCAA-enriched snack improves nutritional state of cirrhosis. Nutrition, 23（2）：113-120, 2007

第2章 各種疾患における高齢者の特徴と栄養管理

4 膵疾患患者の栄養管理

中村陽介, 廣岡芳樹, 後藤秀実

Point

- 栄養障害は慢性膵炎の予後を不良とする因子の1つである
- 高齢者の慢性膵炎の特徴を理解し, 病期に応じた栄養療法が必要
- 切除不能進行膵癌においても同様で, 栄養療法を行うことによりその予後改善が期待できる

1 慢性膵炎の概要と高齢者慢性膵炎の特徴

慢性膵炎は膵臓内部の不規則な線維化, 細胞浸潤, 実質の脱落などの進行性の慢性変化を背景に, 膵内外分泌機能の低下を伴う病態である[1]. また, **慢性膵炎患者の平均余命は健常人のそれと比較して著しく不良**であると報告されている[2]. 死因の約半数は悪性腫瘍が占め, 次に肺炎などの感染症が次ぐ. いずれも栄養障害による免疫力低下がその一因と考えられており, 栄養障害への介入はその予後を改善させる可能性を有する. 慢性膵炎は, 成因別ではアルコール性と非アルコール性に, 病期別では代償期, 移行期, 非代償期に分類される. **高齢者では非アルコール性 (特発性) の割合が多いこと**, さらには加齢に伴う膵機能低下が加わり[3], **非代償期 (膵機能不全) の症例が多い**などの特徴がある.

慢性膵炎に対する栄養療法のポイントは, **成因と病期に応じた治療**を行うことである. そのためには詳細な病歴聴取と, 正確な病期の把握が重要である. 膵外分泌機能検査にはBT-PABA試験 (PFD試験) があるが感度が悪く, 蓄尿が必要なため煩雑で, 腎機能低下の影響も受けることから高齢者には不向きと言える. よって高齢者においては体重減少 (コツ参照) や便の性状変化 (Pitfall①参照) などの**膵外分泌機能不全 (PEI)**[※1]**に伴う症候**を見逃さないことが重要である.

コツ: 理想体重比を用いた高齢者の栄養状態の評価

高齢者は健常時体重の記憶が曖昧なことがある．よって理想体重比（%IBW）を指標とするのがよい．標準体重（理想体重，ideal body weight：IBW）は身長から算出できるため，%IBWは現在の身長と体重がわかれば算出できる．Geriatric Nutritional Risk Index（GNRI）[※2]ではこれを利用している．

Pitfall

① 脂肪便について

脂肪便（steatorrhea）には腸性脂肪便と膵性脂肪便がある．よくみる機会のある腸性脂肪便は一般的に下痢であるが慢性膵炎患者で認める膵性脂肪便はむしろ有形便のことが多く，腸性脂肪便の下痢と混同してはならない[5]．膵性脂肪便の特徴は量が多く，太く，表面に光沢がある．また未消化栄養素が発酵した酸っぱい臭いも参考になる．膵性脂肪便に対する正しい知識が必要である．

2 非代償期慢性膵炎の栄養療法

代償期（有痛性）慢性膵炎では，疼痛緩和のため脂質制限が必要と考えられている[6]．高齢者に多い非代償期（無痛性）では，代償期において推奨されている**脂質制限はむしろ慎むべき**である．長期間の脂質制限は必須脂肪酸や脂溶性ビタミン（ビタミンA，D，E，K）の欠乏をもたらす．ただし脂質摂取の際には十分な膵酵素補充療法[※3]も併施しなければなら

※1：膵外分泌機能不全（pancreatic exocrine insufficiency：PEI）
　3大栄養素のうち，主に脂質と蛋白質の消化吸収障害を特徴とする病態の総称．膵管上皮細胞より分泌される重炭酸の低下により小腸内のpHが上昇すると腺房細胞由来のリパーゼが失活する．そのため，脂質の消化吸収障害が最も顕性化しやすい．未消化脂質の便中排泄は高度のエネルギー喪失をきたす．

※2：GNRI
　%IBWと血清アルブミン値を用いた高齢者の栄養評価法で，〔1.489×血清アルブミン値（g/dL）〕＋41.7×%IBWで算出する．99以上をリスクなし，82未満を重度栄養障害リスクと判定する[4]．

※3：膵酵素補充療法（pancreatic exocrine replacement therapy：PERT）
　これまで本邦で使用可能な消化酵素製剤は，脂肪便改善をめざすには不十分な投与量であった．最近，高力価の膵酵素を含有したパンクレリパーゼ（リパクレオン®）が発売され，本格的なPEIの治療が可能となった．
　【処方例】リパクレオン®顆粒300 mg分包またはカプセル150 mg　1回600 mg，1日3回，毎食直後

ない[7].

　慢性膵炎患者では，脂質の消化吸収障害に引き続き，蛋白質の消化吸収障害が出現する．高齢者では，加齢とともにアミノ酸プールの減少，LBM (lean body mass：除脂肪体重) の低下など，潜在的なPEM (protein-energy malnutrition：蛋白質・エネルギー低栄養) の傾向を認め，サルコペニア [Sarcopenia：Sarco＝筋肉，Penia＝欠乏〔第3章 サルコペニア (p.152) 参照〕] をきたしやすい[8]．蛋白分解酵素の分泌が低下した高齢者慢性膵炎においてはその傾向が強く，**蛋白質代謝にも十分な配慮が必要**である．われわれは慢性膵炎患者に成分栄養剤 (エレンタール®) の投与を行い，慢性膵炎患者のPEMの改善に努めている．エレンタール®は，管腔内，膜消化※4が不要なアミノ酸から構成されており，吸収が容易で蛋白質代謝の改善に有用である．

　一方，同時に進行する内分泌機能低下にも注意が必要である．インスリン (作用) 欠乏は尿糖を出現させ，著しいエネルギーの喪失をきたす．よって非代償期慢性膵炎では時機を逸さずインスリンを補充 (Pitfall②参照) しなければならない[7]．

Pitfall

② 慢性膵炎患者に対するインスリン治療の注意点

高血糖を恐れるあまり摂取カロリーを制限することは，栄養障害を悪化させる．栄養状態の維持・改善のために**必要な摂取カロリーを計算し，その同化に必要な過不足のないインスリンを補充**する．一方，慢性膵炎ではグルカゴン分泌障害と炭水化物の消化吸収障害を伴うため低血糖に陥りやすく，また遷延しやすいという特徴がある．さらに高齢者では低血糖時の発汗，動悸などの警告症状が出にくく注意が必要である．

※4：管腔内消化と膜消化
　　食事から摂取された蛋白質は胃で分泌されるペプシンや，膵で分泌されるプロテアーゼ (トリプシン，キモトリプシン，エラスターゼなど) によって低分子ペプチドに分解される (管腔内消化)．さらに小腸刷子縁酵素のペプチダーゼによりペプチドとアミノ酸まで分解され (膜消化)，輸送体により吸収される．

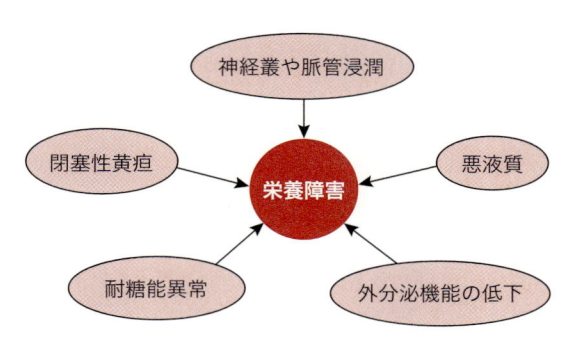

図1 ●切除不能膵癌の栄養障害

(図中: 神経叢や脈管浸潤, 閉塞性黄疸, 耐糖能異常, 外分泌機能の低下, 悪液質 → 栄養障害)

表 ●エレンタール®の特徴
- 窒素源がアミノ酸
- 脂肪が少ない
- 低残渣
- 保険適応

3 切除不能膵癌に対する栄養療法

切除不能膵癌では膵機能低下，癌性悪液質[※5]，閉塞性黄疸などさまざまな病態が重なり，著しい栄養障害を認める（図1）．栄養障害は，患者QOLの悪化のみならず，その予後をも不良にする．

欧州静脈経腸栄養学会（ESPEN）のガイドライン[10]は，切除不能担癌患者の栄養障害に関して，体重減少を認める場合には経腸栄養を行うように推奨されている．

われわれは切除不能進行膵癌患者の予後改善をめざし，表に示す成分栄養剤の特徴を考慮し，エレンタール®を用いた栄養療法を行っている．成分栄養療法を施行した切除不能膵癌の1例を提示する．

症例提示

切除不能膵癌に対する成分栄養療法

70歳代，男性．主訴：尿の濃染．

【診　断】

造影CTにて膵頭部癌による閉塞性黄疸と診断．また，うずらの卵大で硬く，

[※5]：癌性悪液質（cancer cachexia）
癌性悪液質は「進行性の骨格筋量減少により身体機能低下を伴う多因性の症候群」と定義されている[9]．その主な原因は経口摂取低下や蛋白異化亢進など種々の病態が複雑に絡み合った蛋白・エネルギー不足であり，蛋白質代謝の改善が重要である．

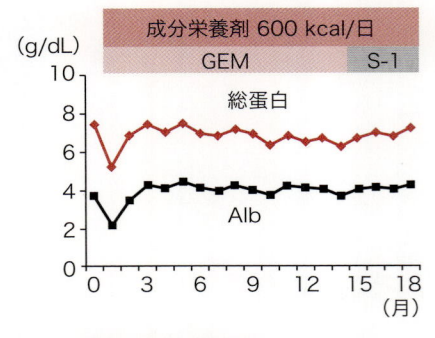

図2 ●低蛋白血症の推移

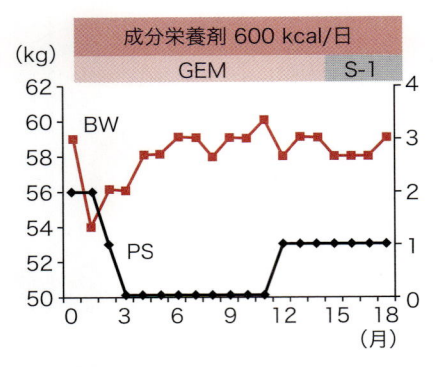

図3 ●体重，PSの推移

可動性のない左鎖骨上リンパ節を触知し，同部の生検にて腺癌と診断した．

【治療】
　閉塞性黄疸に対しては経乳頭的にメタリックステントを挿入し，黄疸改善後，ゲムシタビン（gemcitabine：GEM）による化学療法を施行した．加療中に体重減少と低蛋白血症の進行を認めたため，通常の食事に加えエレンタール®2包/日（600 kcal/日）の内服を開始した．

【経過】
　その後低蛋白血症は改善を認め（図2），良好なパフォーマンスステータス（performance status：PS）を維持し，体重もほとんど変化なく推移している（図3）．また初回入院時以降は一度も入院を要するイベントはなく，progressive diseaseとなった後もS-1に変更し，初診時から18カ月経過した現在も外来で癌化学療法を継続している．

　成分栄養療法により，蛋白摂取量を増加させると同時にサルコペニアの進行を抑制することで，終末期まで良好なPSを維持できると考えている．

参考文献
1) 厚生労働省難治性膵疾患に関する調査研究班，日本膵臓学会，日本消化器病学会：慢性膵炎臨床診断基準2009．膵臓，24：645-708，2009
2) 大槻　眞，藤野善久：慢性膵炎登録患者の予後及び死因に関する検討．厚生労働科学研究費補助金難治性疾患克服研究事業　難治性膵疾患に関する調査研究　平成17年度～19年度総合研究報告書，153-157，2008
3) 乾　和郎 ほか：高齢者の胆膵機能．老年消化器病，13：29-32，2001

4）Bouillanne, O., et al.：Geriatric Nutritional Risk Index：a new index for evaluating at-risk elderly medical patients. Am J Clin Nutr, 82：777-783, 2005
5）「臨床医のための膵性脂肪便の知識―栄養障害・消化吸収不良改善のために―」（竹内　正／監，加嶋　敬／編，中村光男／著），医学図書出版，1998
6）「慢性膵炎診療ガイドライン」（日本消化器病学会／編），南江堂，2009
7）中村光男 ほか：膵内外分泌不全に対する膵消化酵素及びインスリン補充療法．膵臓，22：454-461，2007
8）Visser, M., et al.：Lower serum albumin concentration and change in muscle mass：the Health, Aging and Body Composition Study. Am J Clin Nutr, 82：531-537, 2005
9）Fearon, K., et al.：Definition and classification of cancer cachexia：an international consensus. Lancet Oncol, 12：489-495, 2011
10）Arends, J., et al.：ESPEN Guidelines on Enteral Nutrition：Non-surgical oncology. Clin Nutr, 25：245-259, 2006

第2章 各種疾患における高齢者の特徴と栄養管理

5 腎疾患患者の栄養管理

柴垣有吾

Point

- 慢性腎臓病は高齢者の頻度が高く，高齢者では予後が悪いが，これには食欲やADLの低下が強く関与している
- 慢性腎臓病の低栄養は神経内分泌因子の絡んだ特有の食欲低下や蛋白異化病態（protein-energy wasting：PEW）がある
- 高齢慢性腎臓病患者の低栄養には栄養療法だけでなく，筋蛋白の再建のためのリハビリテーションが重要となる

1 慢性腎臓病は高齢者の病気である

　慢性腎臓病（chronic kidney disease：CKD）は国民の約10％が罹患している国民病であるとされているが，その多くは高齢者である．実際に70歳以上の約3割，80歳以上の約4割が定義上はCKD患者である[1]．ただ，その多くは末期腎不全（end stage kidney disease：ESKD．将来的に透析あるいは移植が必要となる病態）の一番のリスクである蛋白尿のない患者であるため，実際には，CKDの全員がESKDとなるわけではない．しかし，蛋白尿がなくても高度動脈硬化・心血管疾患（cardiovascular disease：CVD）が合併している患者ではESKDのリスクは高くまた，ESKDに至らない症例でもCVD発症のリスクが高いとされる[2]．

　CKDの究極であるESKDでも高齢者が占める割合が着実に増加している．日本透析医学会統計調査委員会の2010年度末調査では，透析患者の平均年齢は66.2歳，新規導入患者の平均年齢は67.8歳であった．新規透析導入患者のうち超高齢者（80歳以上）が占める比率は19.3％と2004年度末の14.1％から40％近く増加している（表1）．しかし，問題なのはその有病割合の高さではなく，CKD/ESKDの高齢者の予後はきわめて悪いことである．

表1 ●新規透析導入患者に80歳以上の超高齢者が占める割合
（日本透析医学会統計調査委員会2010年度末調査）

年	2004	2005	2006	2007	2008	2009	2010
80歳以上での導入患者（全体における％）	14.1	15.0	15.9	16.7	17.8	18.3	19.3

2 CKDにおける高齢者の予後

　欧米人と同様に日本人においても，CKDはESKDへの進展リスクがあるだけでなく，CVDのリスクとなることが知られている[2]．また日本人高齢者においてCKDはCVDによる死亡を有意に増加させることも報告されている[3]．高齢ESKDにとって，これは重大な問題である．

　肉体的にも精神的にも計り知れない負担があると思われる透析治療をする意義は，透析をすることによって予後を改善し，実りある生活（高いquality of life：QOL）を得ることにあるはずである．しかし，得られる予後が短かったり，予後は延長されても低いQOLを強いられるとすれば，その選択は厳しいものとなろう．透析をしないという選択肢は，英国やカナダでは16％に達する市民権を得たものであるが，日本においては法的な整備や社会の合意形成が少ないためにほとんど行われない．日本の維持血液透析患者の平均余命は，2005年度末の日本透析医学会統計調査では，80歳で3.82年と一般人口の8.26年の半分以下である．日本透析医学会統計調査委員会の公募研究において，われわれは血液透析導入後，80歳代では15％，90歳代では27％が3カ月以内に死亡するなど高齢者において早期死亡がきわめて多いことを明らかにした[4]．しかし，本研究でより重要と考えられるのは，この早期死亡に寄与する因子が糖尿病やCVDではなく，低アルブミン血症や身体機能（activity of daily living：ADL）であったことである（**表2**）[4]．

3 CKD患者の栄養状態・ADLと予後：reverse epidemiology

　食欲やADL/QOLはCKD/ESKD患者の予後規定因子であり[5,6]，高齢者においても栄養が透析患者の死亡の予測因子となることが示されている[7]．逆に，一般人口においては予後悪化因子とされる肥満が，CKD/ESKD患者

表2 ● 超高齢患者の透析導入後早期（3カ月）死亡に寄与する因子（多変量解析）

変数	RR	95% CI	P値
原疾患　RPGN（vs CGN）	11.9	3.67-38.9	＜0.001
アクセス種類　短期カテ（vs AVF）	2.43	1.37-4.30	0.002
導入時 Alb＞3.0 g/dL（vs＜3.0）	0.53	0.32-0.90	0.02
SBP＞100 mmHg（vs＜100）	0.25	0.07-0.87	0.03
SBP＞140 mmHg（vs＜100）	0.11	0.03-0.37	＜0.001
心筋梗塞あり（vsなし）	2.57	1.02-4.24	0.04
日常生活障害度　中等度（vs軽度）	2.52	0.98-6.51	0.06
日常生活障害度　高度（vs軽度）	10.6	4.03-28.0	＜0.001

RPGN：rapidly progressive glomerulonephritis（急速進行性糸球体腎炎）
CGN：chronic glomerulonephritis（慢性糸球体腎炎）
AVF：arteriovenous fistula（透析用内シャント）
文献4より引用．

では必ずしも予後悪化因子とならずに，改善因子となることが多くの研究で観察され，危険因子の逆転現象（reverse epidemiology）と称されている．例えば，BMIやコレステロール値が高値であることは一般人口ではCVDや生命予後を悪化させることが知られているが，CKD/ESKD患者では予後を改善させるとする報告が多い[5]．これには，CKD/ESKD患者のmalnutrition-inflammation complex（cachexia）syndrome（MICS）やmalnutrition inflammation atherosclerosis（anemia）syndrome（MIA）と呼ばれる病態が関与している．MICSやMIAにおける低栄養状態は，炎症を介してCVDや生命予後を悪化させており，この因子で調整するとメタボリック因子はCKD/ESKD患者でも予後悪化因子となることが示されている[8]．

またADLは，特に高齢CKD患者では一般人口よりも低く，透析導入後にさらに低下して，それに伴い死亡が増えることが報告されている（図1）[9]．

CKD/ESKDでは，このようなMICSやMIAに代表されるような低栄養や低QOL/ADLが高齢患者の予後を悪化させていることが示唆されるのである．このような高齢患者を一般に脆弱性（frailty）の高い患者と呼んでいるが，このCKD/ESKDのfrailtyには特有の病態が関与していることが明らかになってきている．それが，protein-energy wasting（PEW）と呼ばれる病態である．

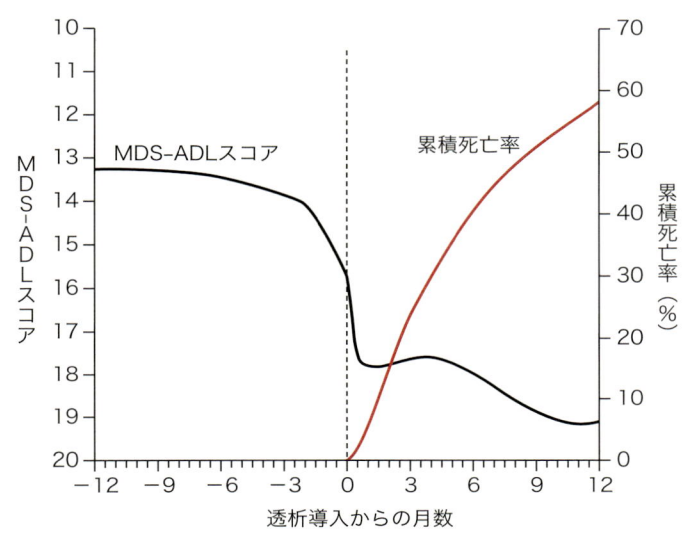

図1 ● 透析導入前後の高齢CKD患者のADLと生命予後の関係
文献9より引用.

4 CKD患者におけるPEWの特徴と診断

　PEWにおけるwastingとは何であろうか．wastingは不十分な食事摂取あるいは不適切な栄養管理によってもたらされる低栄養（malnutrition）とは区別されるべきである．つまり，malnutritionでは食欲は保たれるがエネルギー摂取量は減少し，合わせてエネルギー消費量は適切に減少するが，wastingでは食欲低下（anorexia）を合併し，エネルギー消費量は高いままであることが多い．

　このようなwastingはCKD患者では合併頻度の高い病態で，ESKD患者ではその約半数が合併すると考えられている．CKDにおけるwastingは食欲低下（anorexia），エネルギー消費量増加，蛋白貯蔵量の低下などがかかわっている．その病態には慢性炎症や貧血，インスリン抵抗性，ビタミンD欠乏などが関与していることが想定されている．これらの結果として体重減少，特に筋肉の減少による脱力や疲労感が生じる．malnutritionでは筋肉よりも脂肪の減少が目立つのと対照的である．protein-energy wastingという言葉は，この蛋白やエネルギーの不適切な消費による減少を指し示

す言葉なのである．最近，PEWの主たる症候である筋肉量の低下や疲労感は，日本人を含めた透析患者の予後規定因子であることが示されており[10, 11]，PEWがCKD患者の予後に影響することを示すものとして注目される．

CKD患者におけるPEWの診断基準案が最近，提唱されている（**表3**）[12]．この基準のなかでは，BMIや血清アルブミンが最も頻繁に測定されている．しかし，BMIは日本人と欧米とで規準が異なる．また，血清アルブミンはPEW以外の要素（蛋白尿や体液量）などの影響を受けやすい．指標としての正確性に疑問がある．PEWの病態から考えて最も適切な基準としては筋肉量の評価ということになるが，筋肉量の指標には標準的なものがないのが実情である．したがってこの診断規準をあくまでも参考として捉えるべきである．

5 CKD患者におけるPEWの病態

CKD患者におけるPEWの病態は複合的なものであり，その概観は**図2**で示される[13]．このなかで，特にPEWの症候として特徴的な食欲低下と筋肉量低下のメカニズムに触れたい．

表3 ● PEWの診断規準

血液生化学	血清アルブミン	＜3.8 g/dL
	血清プレアルブミン	＜30 mg/dL（透析患者のみ）
	血清コレステロール	＜100 mg/dL
Body Mass	BMI	＜23（日本人では妥当性低い）
	意図しない体重減少	＞5％/3カ月，＞10％/6カ月
	総脂肪量	＜10％体重
筋肉量	筋肉量減少	＞5％/3カ月，＞10％/6カ月
	上腕筋囲面積	＞10％の減少（標準の50％タイルから）
食事摂取量	意図しない蛋白摂取量減少	＜0.8 g/kg/日（透析） ＜0.6 g/kg/日（保存期CKD）
	意図しないエネルギー摂取量減少	＜25 kcal/kg/日

4つのカテゴリーのうち3つでその1項目以上が陽性の場合にPEWと診断する．
文献9より作成．

1）食欲低下

　　CKD患者では尿毒症による食欲低下はよく知られた事実であるが，実はもっと早期の段階（CKD stage 3：GFRで30〜60 mL/分の段階）で食欲の低下が起こっていることがわかっている[14]．その原因としては味覚障害，胃腸機能障害のほか，炎症に伴う各種サイトカイン（IL-1α，IL-6，TNFα）や，消化管ホルモン（PYY_{3-36}，インスリン，グレリン），脂肪組織から分泌されるアディポカイン（レプチン，アディポネクチン，レジスチン）などによる食欲中枢への影響が知られるようになってきている．CKD患者ではこれらの因子が炎症や尿毒症によって分泌が亢進したり抑制されることによって，食欲中枢を抑制，満腹中枢を刺激させることで食事摂取量を低下させることが知られている（図3）[15]．

2）筋肉量低下

　　CKD患者における慢性炎症や代謝性アシドーシス，インスリン抵抗性などが蛋白異化に重要なユビキチン・プロテアソーム系を活性化させ，筋蛋白異化の亢進，筋肉産生量の低下を引き起こすことが示されている[16]．

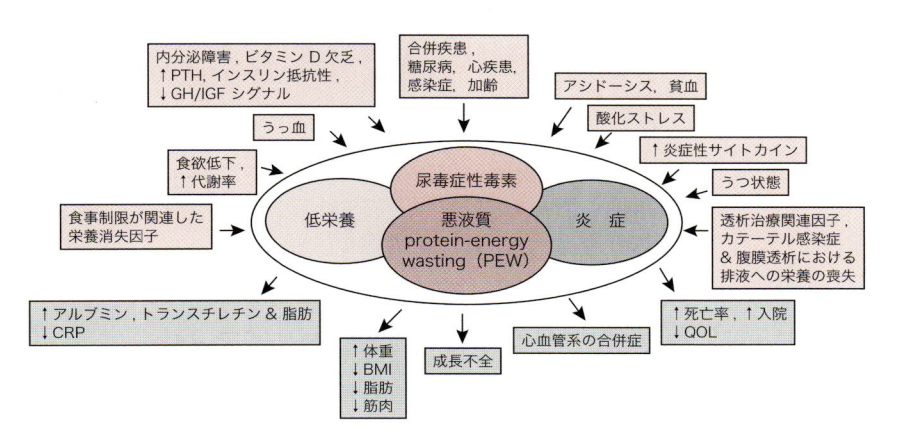

図2　PEWの病態の概観
PTH：parathyroid hormone（副甲状腺ホルモン）
GH/IGF：growth hormone / insulin like growth factor（成長ホルモン/インスリン様成長因子）
文献13より引用．

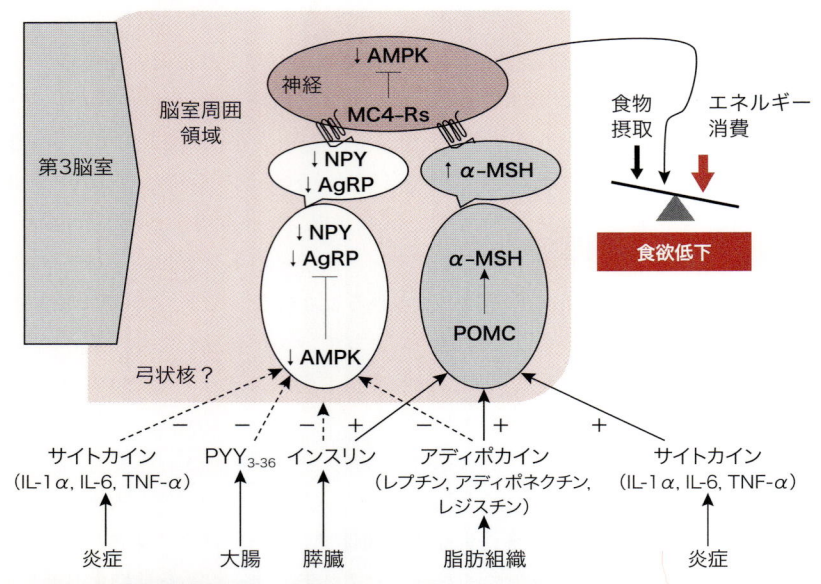

図3 CKD患者の食欲低下を起こすサイトカイン・脂肪組織／消化管ホルモンの中枢作用

レプチンやインスリンは脂肪量に応じた濃度で血液中を循環している．これらはNPYやAgRPなどを産生するニューロンを抑制する一方，第3脳室近傍の視床下部の弓状核にあるαMSHを分泌するニューロンを刺激する．NPYやAgRPは摂食を促進させ，αMSHは食欲を阻害する．結果として，これが食欲低下とエネルギー消費増大に繋がる．消化管ホルモンであるグレリンはNPY/AgRP産生ニューロンを活性化させることで食欲を増進させる．一方，大腸から産生されるPYY$_{3-36}$はこれらのニューロンを抑制する．IL-1βやIL-6，TNFαなどの炎症性サイトカインも中枢作用によって，食欲低下を引き起こす．これらが全体としてCKDにおけるPEWの病態（食欲低下と蛋白質・エネルギーの消費）をもたらす．
AMPK：AMPキナーゼ，MC4-Rs：メラノコルチン4受容体，NPY：ニューロペプチドY，AgRP：アグーチ関連ペプチド，α-MSH：αメラノコルチン刺激ホルモン，POMC：プロオピオメラノコルチン
文献13より引用．

6 高齢CKD患者におけるPEWへの対策と展望

　以上のことから容易に想像できると思われるが，高齢のCKD患者，特に高度腎不全の患者の栄養管理においては栄養を入れればよいというわけではない．

　PEWのメカニズムを考えれば，腎不全の病態における慢性炎症や貧血・代謝性アシドーシスなど，食欲低下や筋異化亢進に寄与する因子を抑制す

ることも同時に行わなければならない．実際，透析患者における透析量の増加や代謝性アシドーシスの積極的是正が筋肉量や栄養状態の改善に寄与することが示されている．また，食欲中枢に働くホルモンバランスへの介入が蛋白同化作用をもたらす可能性も示されている[13]．

しかし，個人的にはより重要な問題として"質の高い"筋肉を維持しない限り，高齢者は転倒・骨折などによる2次的な廃用症候群による悪循環をきたし，結局は状態が改善しないと考えている．CKD患者は保存期の時点から運動機能が高度に低下していることをわれわれは見出している．実際，筋力トレーニングが栄養療法と同期させることによって蛋白同化作用を増進させる可能性が指摘されている[17]．

よって，高齢のCKD患者の栄養管理を行うにあたっては単純に栄養を与えるだけではなく，CKDおよびその合併症に対する十分な治療を行い，かつ早期にリハビリを行うことが重要である．失われた筋肉を取り戻すよりも，現在ある筋肉を維持することの方がはるかに容易であることを肝に銘じて，高齢CKD患者の健康維持（筋肉量維持，ひいてはADL維持）に努めるべきである．

症例提示

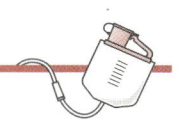

術後に低栄養となったESKD患者

70歳代，男性．腎硬化症による末期腎不全にて維持血液透析導入直後，腹部大動脈瘤破裂を発症し，心臓血管外科に入院となった．術後，創部感染を併発し，低栄養が進行した．内科的管理のため，術後約6週間で腎臓内科に転科となった．

もともと，ADLは良好であったが，術後はほぼ寝たきりで，移動はストレッチャーか車椅子となっていた．食事摂取は，嚥下食800 kcalを3割程度がせいぜいであった．胸水貯留を両側に認め，筋肉量減少・るい痩が強く，血清アルブミン値は2.1 g/dLと高度に低値であった．透析時は血圧が低く，途中で中止となることも多かった．

【腎臓内科での対応策】

絶対的にエネルギー摂取不足があり，経口摂取のみでは不十分と考えられた．経管栄養をまず試したが，患者の経鼻胃管の違和感が強く，また，下痢をくり返すため，内頸静脈に中心静脈カテーテルを挿入し，高カロリー輸液（1日

1,000 kcal）を開始した．

　また，蛋白異化にはエネルギー摂取不足に加えて，尿毒症の要素も大きいと考えられた．血清尿素窒素やクレアチニン値は高くなかったが，これらは蛋白摂取量不足や筋肉量低下のため，尿毒症を過小評価していると考えられた．さらに，両側胸水は術後の筋肉・脂肪量の低下にドライウェイトの設定が十分に追いついていないと判断し，カテコラミンを使いながら，透析時間を長くして，除水を進めた．

　さらに，廃用症候群の状況が病態を悪化させていると考え，質の高い筋肉の回復のため，リハビリテーション部の医師と相談し，筋肉の加重負荷などのリハビリを早期から積極的に行った．

　転科2週間後には少量ずつ経口摂取が可能となり，4週間後には血清アルブミンは3.0 g/dLまで徐々に改善，高カロリー輸液も離脱した．さらには，歩行器による歩行が可能なまでにADLは回復した．

【本症例のポイント】

　侵襲度の高い術後，特に感染症などの重篤な合併症を併発する場合には長期臥床に伴う廃用症候群の状態となりがちである．腎不全患者ではそのような状況では透析不足になりがちにもなり，尿毒症が顕在化し，経口摂取量の低下や蛋白異化の亢進が生じるために，病態をさらに悪化させてしまう傾向にある．

　このような場合は高カロリー輸液によるエネルギー補給が一時的にも重要であり，躊躇すべきではない．一方で，栄養だけ入れていても状態は改善しない．尿毒症の積極的な改善が重要で，低効率長時間の透析により，血行動態的に安全で，かつ十分な透析を行う．

　これらの対応によりエネルギー補給や蛋白異化の抑制がある程度得られる条件下で，"使える"筋肉を構築するため，徐々にではあるが毎日一定時間のリハビリを行う必要があると考えられる．

参考文献

1）Imai, E., et al. : Prevalence of chronic kidney disease in the Japanese general population. Clin Exp Nephrol, 13：621-630, 2009
2）Ninomiya, T., et al. : Chronic kidney disease and cardiovascular disease in a general Japanese population：the Hisayama Study. Kidney Int, 68：228-236, 2005
3）Kagiyama, S., et al. : Chronic kidney disease increases cardiovascular mortality in 80-year-old subjects in Japan. Hypertens Res, 31：2053-2058, 2008

4）谷澤雅彦 ほか：導入時高齢患者の予後．日本透析医学会統計調査委員会公募研究．日本透析医学会誌，2010
5）Kalantar-Zadeh, K., et al.：Appetite and inflammation, nutrition, anemia, and clinical outcome in hemodialysis patients. Am J Clin Nutr, 80：299-307, 2004
6）Lacson, E., et al.：A comparison of SF-36 and SF-12 composite scores and subsequent hospitalization and mortality risks in long-term dialysis patients. Clin J Am Soc Nephrol, 5：252-260, 2009
7）Kobayashi, I., et al.：Geriatric nutritional risk index, a simplified nutritional index, is a significant predictor of mortality in chronic dialysis patients. Nephrol Dial Transplant, 25：3361-3365, 2010
8）Kovesdy, C. P., et al.：Inverse association between lipid levels and mortality in men with chronic kidney disease who are not yet on dialysis：effects of case mix and the malnutrition-inflammation-cachexia syndrome. J Am Soc Nephrol, 18：304-311, 2007
9）Kurella, T. M., et al.：Functional status of elderly adults before and after initiation of dialysis. N Engl J Med, 361：1539-1547, 2009
10）Noori, N., et al.：Mid-arm circumference and quality of life and survival in maintenance hemodialysis patients. Clin J Am Soc Nephrol, 5：2258-2268, 2010
11）Koyama, H., et al.：Fatigue is a predictor for cardiovascular outcomes in patients undergoing hemodialysis. Clin J Am Soc Nephrol, 5：659-666, 2010
12）Fouque, D., et al.：A proposed nomenclature and diagnostic criteria for protein-energy wasting in acute and chronic kidney disease. Kidney Int, 73：391-398, 2008
13）Mak, R. H., et al.：Wasting in chronic kidney disease. J Cachexia Sarcopenia Muscle, 2：9-25, 2011
14）Kopple, J. D., et al.：Relationship between nutritional status and the glomerular filtration rate：results from the MDRD study. Kidney Int, 57：1688-1703, 2000
15）Mak, R. H., et al.：Mechanisms of disease：cytokine and adipokine signaling in uremic cachexia. Nat Clin Pract Nephrol, 2：527-534, 2006
16）Workeneh, B. T. & Mitch, W. E.：Review of muscle wasting associated with chronic kidney disease. Am J Clin Nutr, 91 (suppl)：1128S-1132S, 2010
17）Ikitzler, T. A.：Exercise as an anabolic intervention in patients with end-stage renal disease. J Ren Nutr, 21：52-56, 2011
18）Kovesdy, C. P., & Anderson, J. E.：Reverse epidemiology in patients with chronic kidney disease who are not yet on dialysis. Semin Dial, 20：566-569, 2007
19）Hiraki, T., et al.：Decreased physical function in pre-dialysis patients with chronic kidney disease. Clin Exp Nephrol, 2012 in press

第2章 各種疾患における高齢者の特徴と栄養管理

6 呼吸器疾患患者の栄養管理

岡崎彰仁，笠原寿郎

Point

- 高齢者の呼吸器疾患は今後急増することが予測される
- 可能な限り経口ないし経腸栄養を実施する
- グルコースの過剰投与は二酸化炭素の産生増加によりガス交換の負担になる可能性を念頭におく

はじめに

　超高齢化が進行するなか，呼吸器疾患の社会的重要性が高まっている．平成24年6月に速報された人口動態統計月報（概報）によると，平成23年の死因別死亡数は第1位の悪性新生物，第2位の心疾患に続き，**肺炎**がはじめて第3位となり全死亡者に占める割合は9.9％となった（**図1**）[1]．悪性新生物についても，**肺癌**が男性第1位，女性第2位で男女とも増加傾向にあり，肺癌患者の約7割は70歳以上の高齢者である．**慢性閉塞性肺疾患**（chronic obstructive pulmonary disease：COPD）も死因第9位であり，結核，気管支喘息などを含めると今後高齢者の呼吸器疾患による死亡者の急増が予測される．本稿では，呼吸器疾患における高齢者の特徴と栄養との関連について概説し，疾患ごとの栄養管理法についても述べる．

1 呼吸器疾患における高齢者の特徴

　呼吸器の基本的な役割は**ガス交換**であり，出生直後より絶えず外気と接触し，病原微生物や有害・汚染物質にさらされている．加齢により生理機能が低下すると，動脈血酸素分圧や肺拡散能が低下する．そのため高齢者が呼吸器疾患を発症するとガス交換障害による**呼吸不全**に陥りやすい．こ

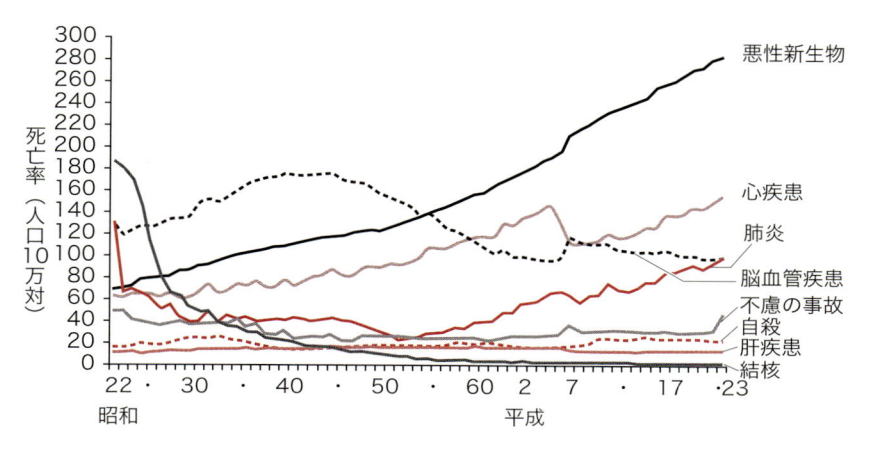

図1 ● 主な死因別にみた死亡率の年次推移
文献1より引用.

のほか，高齢者の呼吸器疾患で注意すべきこととして
- **個人差**があり暦年齢と臓器年齢が必ずしも一致しない
- 症状が**非典型的**なことが多い（例：高熱を伴わない肺炎）
- **呼吸器以外**の疾患が原因で呼吸器疾患を発症する（例：脳梗塞による誤嚥性肺炎）
- 合併症が多い

などがあげられる．

2 呼吸器疾患と栄養との関連

呼吸器疾患では消化管機能に問題がなければ**経口ないし経腸栄養**が栄養管理の基本となる．ただし，
- 基礎疾患自体による症状（例：食欲低下・意識障害）
- 治療に伴う制限（例：酸素投与）
- 副作用（例：抗がん薬による吐気）

等により，消化管機能が正常でも静脈栄養を使用せざるを得ない場合もある．当然ながらまずは原疾患の治療を最優先すべきだが，可能な限り早期に経口栄養を実施する．

3 各呼吸器疾患の栄養管理

呼吸器疾患は多岐にわたるため，1）**肺感染症**，2）**慢性閉塞性肺疾患**，3）**呼吸不全**，4）**悪性腫瘍（肺癌）**の栄養管理について述べる．

1）肺感染症

肺感染症を引き起こす病原体として細菌，抗酸菌（結核・非結核性抗酸菌症），ウイルス，真菌，原虫，寄生虫が知られている．実地臨床では高齢者では特に誤嚥性肺炎が問題になるが，他稿（2章-13 誤嚥性肺炎患者の栄養管理，p.136）で解説されるので，ここでは一般細菌による**市中肺炎**の栄養管理について述べる．

肺炎患者の転帰は宿主とそれをとりまく環境に大きく左右される．日本呼吸器学会の成人市中肺炎診療ガイドラインでは，**肺炎患者の治癒促進**を目的に行う全身管理として栄養管理をあげており，まずは経口摂取による栄養補給に努めるべきである．それが不可能な場合には，静脈栄養・経腸栄養などを早めに考慮することが推奨されている[2]．また，**退院後の回復**にも栄養管理が有用という報告もある[3]．

栄養療法の具体的方法としては，

> 1．誤嚥の危険性がなければ栄養経路の基本は経口栄養
> 2．栄養投与量の設定[4]
>   ・重症感染症では全身の代謝動態が亢進しているため，健常時の15〜70％増とする
>   ・重症感染症では，Harris-Benedictの公式でBEE（basal energy expenditure：基礎エネルギー消費量）を計算し，活動係数として安静時1.2，ストレス因子として1.2〜1.4をBEEに乗じたものを初期投与量とする
>   ・過剰なグルコースの投与は高炭酸ガス血症に至る可能性があり避ける
>   ・静脈栄養ではアミノ酸や脂質の投与も行う

等があげられるが，高齢者では容易に廃用性筋萎縮もきたしうるので**早**

期のリハビリテーション開始も重要である．

2）慢性閉塞性肺疾患（COPD）

COPDは，タバコ煙を主とする有害物質を長期に吸入曝露することで生じる肺の炎症性疾患であり，進行性の不可逆性気流閉塞を示す．本邦では約70％のCOPD患者に**体重減少**が認められる．体重減少の原因として，

- エネルギー消費量の増加：気流閉塞や肺過膨張により呼吸運動によるエネルギー消費が増加する
- エネルギー摂取量の低下：食事による呼吸困難増強やレプチンなどの摂食調節ホルモンの異常により食欲が低下する

がある[5]．体重減少のある患者では呼吸不全の進行や死亡のリスクが高く，**体重減少は気流閉塞と独立した予後因子**となっている[6]．COPDでは％標準体重（％ ideal body weight：％ IBW）が90％未満の場合，栄養障害の存在が示唆され，**食事指導**や**栄養補給療法**が勧められる（図2）[5]．摂取エネルギーは，REE（resting energy expenditure：安静時エネルギー消費量）の1.5〜1.7倍を目標とする．食事指導や栄養補給療法の有効性は最近メタアナリシスで証明された[7]．

3）呼吸不全

呼吸不全は室内気での動脈血酸素分圧が60 Torr以下と定義され，酸素と二酸化炭素のガス交換が異常をきたし生体の要求に応じられなくなっている状態である．呼吸不全には**急性呼吸不全**（例：肺感染症や気管支喘息発作）と**慢性呼吸不全**（例：COPDや肺結核後遺症など）がある．慢性呼吸不全の栄養管理について日本静脈経腸栄養ガイドラインでは，

- 十分なエネルギーと蛋白の投与
- グルコースの過剰投与を避け脂肪の比率を高くする
- 脂肪の含有量が多い経腸栄養剤の使用

を推奨している[8]．消化管の使用には問題なく，経腸栄養法が第一選択と

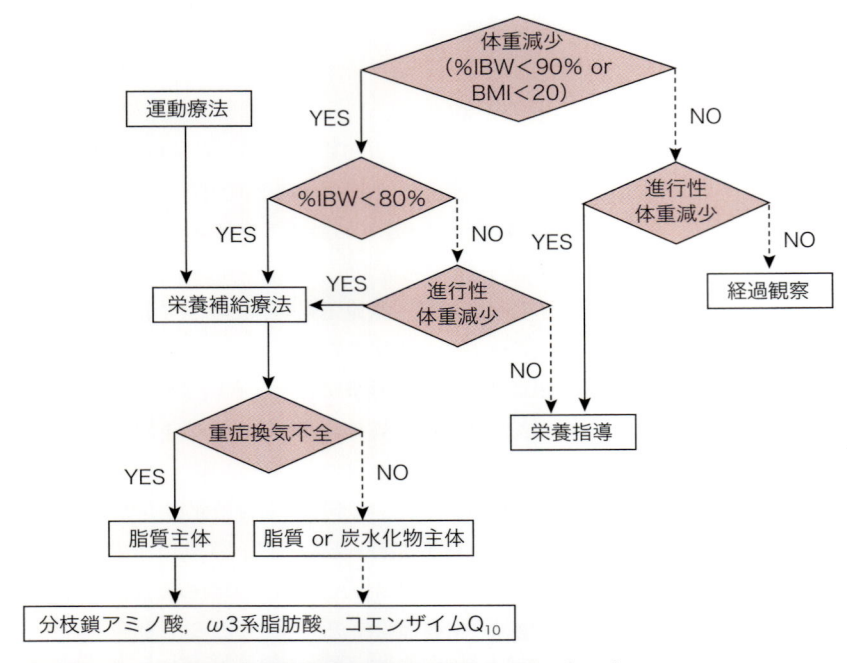

図2● COPDにおける栄養治療の適応に関するアルゴリズム
文献5より転載.
％標準体重（％IBW）＜90％の場合は栄養障害の存在が考えられ，栄養治療の適応となる．％IBW＜80％の場合は，除脂肪体重（lean body mass：LBM）も減少していることが多く，積極的な栄養補給療法を考慮する．

なる．そのため静脈栄養の適応となる場合は限られるが，その場合にも**高炭酸ガス血症**には注意が必要である．

4）悪性腫瘍（肺癌）

肺癌は，発見時にはすでに進行していることが多く，**全身化学療法の副作用**や**原疾患自体による食欲不振**による低栄養が問題となる．各種制吐薬の開発もあって治療の場所は外来に移行しつつあり，完全静脈栄養の適応になることは少ない．しかし，適宜経腸・末梢静脈栄養を併用することが望まれる．終末期に関しては他稿（第2章-14 高齢者終末期の栄養管理，p.145）にゆずるが，患者の症状緩和を最優先に水分・カロリーを調整する．

さいごに

　以上，高齢者の呼吸器疾患について栄養管理の面から概説した．今後，呼吸器疾患患者はますます増加していくが，栄養管理による患者の予後とQOLの向上が期待される．

症例提示

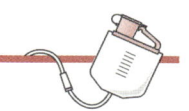

肺癌化学療法中の食欲不振

【診断】 #1. 進行非小細胞肺癌（腺癌）　#2. 食欲不振

　70歳代，男性．20XX–1年12月に臨床病期Ⅳ期の非小細胞肺癌（多発肺転移あり）と確定診断された．第1次化学療法としてカルボプラチン＋パクリタキセル療法を計5サイクル施行したが，原発巣の増大・胸椎浸潤・胸膜播種があり癌は進行していた（progressive disease）．20XX年4月より第2次化学療法としてペメトレキセド単剤治療を開始したが，食欲不振のため経口摂取不良が続き補液を連日継続せざるを得ない状態であった．何とか経口摂取を促したいため5月に栄養サポートチーム（nutrition support team：NST）に検討を依頼した．

【NSTで検討した対応策】

　食欲不振に関しては，抗癌剤投与開始後10日以上経過しており，抗癌剤の副作用より，①疼痛対策に内服しているオキシコドン製剤，②原疾患自体などが原因と考えられた．食事内容は常食（半量食）で摂取5割程度＝700 kcalであり，Harris-Benedictの式を用いて求めた推定エネルギー必要量は1,600 kcal程度のため，経口摂取不良による栄養状態悪化のリスクが高いと考えられた．栄養補助食品の利用にて必要量の充足を満たすこととした．毎食果物付加，カロリーメイトゼリー，ブロッカZnゼリー，テルミール®ミニを追加し，本人希望もあり主食を麺類に変更した．また，疼痛コントロールのため麻酔科にコンサルトし，オキシコドンをフェンタニル貼付剤へ変更した．その結果疼痛は改善し，食事についても2日後には半量食をほぼ全量摂取できるようになった．

【本症例のポイント】

　実地臨床では，化学療法中に食欲不振をきたすことはしばしば経験される．治療効果とは直結しない有害事象であるが，患者の闘病意欲の減退や，低栄養

進行がパフォーマンスステータス（performance status：PS）の悪化につながり，治療継続が不可能となることも懸念される．本例は，チーム医療の重要性を再確認させられた症例であった．

参考文献

1）平成23年人口動態統計月報年計（概数）の概況．厚生労働省ホームページ：http://www.mhlw.go.jp/toukei/saikin/hw/jinkou/geppo/nengai11/index.html
2）「成人市中肺炎診療ガイドライン」（日本呼吸器学会 呼吸器感染症に関するガイドライン作成委員会），日本呼吸器学会，2005
3）Woo, J., et al.：Nutritional status of elderly patients during recovery from chest infection and the role of nutritional supplementation assessed by a prospective randomized single-blind trial. Age and ageing, 23：40-48, 1994
4）「TPNレクチャー」（井上善文/著），南江堂，2004
5）「COPD診断と治療のためのガイドライン第3版」（日本呼吸器学会COPDガイドライン第3版作成委員会/編），メディカルレビュー社，2009
6）Landbo, C., et al.：Prognostic value of nutritional status in chronic obstructive pulmonary disease. American journal of respiratory and critical care medicine, 160：1856-1861, 1999
7）Collins, P. F., et al.：Nutritional support in chronic obstructive pulmonary disease：a systematic review and meta-analysis. The American journal of clinical nutrition, 95：1385-1395, 2012
8）「静脈経腸栄養ガイドライン第2版」（日本静脈経腸栄養学会/編），南江堂，2006

第2章 各種疾患における高齢者の特徴と栄養管理

7 循環器疾患患者の栄養管理

飯島勝矢

Point

- 循環器疾患（脳心血管疾患）の予防・管理では，メタボリックシンドロームをはじめ古典的な危険因子である生活習慣病を厳格に管理する必要がある
- そのなかで食事管理の占める比重は非常に大きい．しかし，高齢期，特に後期高齢者においては，中年期と同じような管理方法を教育・指導することは問題である
- 単なる低カロリー・低炭水化物・低糖質への指導ではなく，いかにバランスよく食事を摂取し続けるのかを今まで以上に意識させ教育することが重要である
- 重度の慢性心不全では悪液質（cachexia）になりやすく，栄養管理が重要である

1 高齢者におけるカロリー制限をどう位置付けるか

　脳心血管疾患の基本病態である動脈硬化性疾患を予防するためには，内臓肥満を中心とした代謝異常であるメタボリックシンドロームをはじめ古典的危険因子である生活習慣病を厳格に管理する必要があることは間違いない〔生活習慣の乱れが将棋倒し（ドミノ倒し）に繋がる"メタボリックドミノ"の予防〕．循環器疾患を予防するための栄養管理では，さまざまなバランスのとれた食品で健康的な食事をめざす．幅広い観察研究から総脂肪（総カロリーの30％未満），飽和脂肪（総カロリーの10％未満），および食塩摂取量の削減（1日あたり5g未満または90mmol未満）と果物や野菜の摂取量の増加（400～500g/日）は有益である可能性が高い．

　そこで，高齢者に対してもメタボリックシンドロームを視野に入れた中年期と同じ食事教育（すなわちカロリー制限）が行われているケースが決して少なくない．しかし，単にカロリーを減らしたり，単に炭水化物や糖質を減らしたりすると医学的採血データに反映されやすいが，すべての高齢者に大なり小なり起こり避けることができない加齢性筋肉減弱症〔サル

コペニア，第3章（p.152）参照］のことも考えれば，「いかにバランスよく食事を摂取し続けるのか」を今まで以上に意識させ教育することが高齢者では重要であろう．

コツ

> 図の結果から，疫学的に高齢期ではメタボリックシンドロームが増加している結果は出ているが，「栄養状態の低下」が老化を加速させ，動脈硬化性疾患も含めた循環器疾患の発症にまで関係している可能性が高い．よって，高齢者への指導の場合に，本当にカロリー制限をするべき症例とむしろ栄養摂取を心掛けさせる症例の見極めが重要である．

2 栄養管理面からみた慢性心不全の病態

慢性心不全の予後は，発症からの死亡率が1年以内で男性28％，女性24％，5年以内では男性59％，女性45％と高い．がん以外の悪液質（cachexia）の原因疾患で特に問題となっているのは，慢性心不全，慢性腎臓病，COPD（慢性閉塞性肺疾患：chronic obstructive pulmonary disease），関節リウマチ，Alzheimer病，感染症（慢性）である．悪液質の状態にある慢性心不全患者の1年以内の死亡率は約20〜30％と言われており，悪液質は慢性心不全の予後因子でもあるとも報告されている[1]．特に心臓悪液質（cardiac cachexia）をもたらす心不全の場合は非常に予後不良のため，栄養状態の維持・改善への対策は他の薬物療法や運動療法と並んで重要である．

1）慢性心不全における筋力低下

慢性心不全の状態では，並行して呼吸筋も含む骨格筋の構造変化を主体とする筋力低下が多くの症例で確認される．この原因の1つの仮説として「筋仮説」が唱えられている[2]．筋仮説によると，この慢性心不全の骨格筋の機能構造変化は単なる廃用性萎縮ではなく，異化作用亢進によるミオパチーと考えられている．さらに交感神経活性の亢進により後負荷が増大し，病態の悪化につながると考えられている．

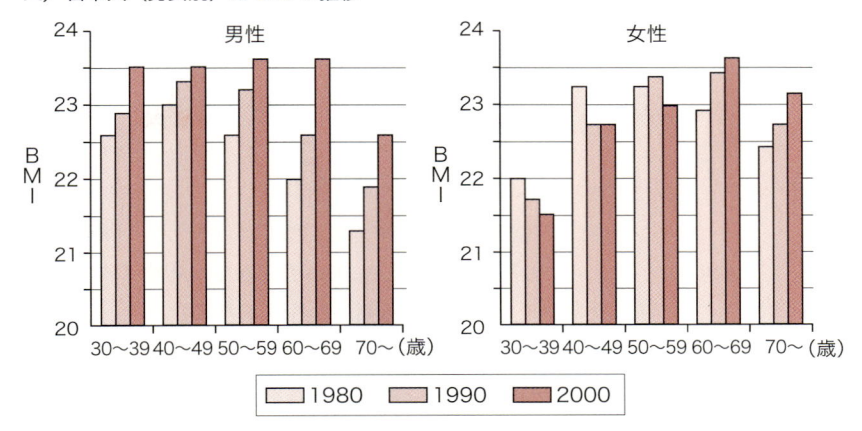

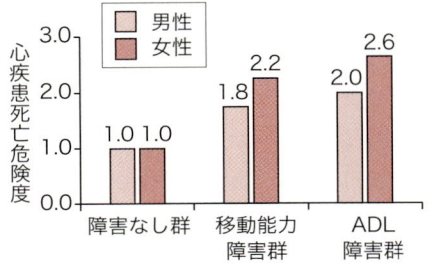

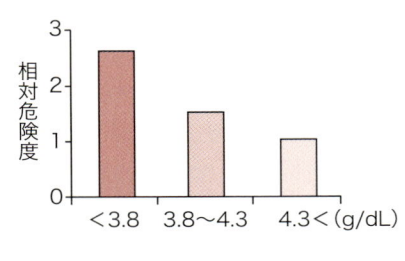

A) 日本人（男女別）のBMIの推移

B) 生活機能障害と冠状動脈硬化性心疾患死亡危険度

C) 血清アルブミン量ごとの心疾患死亡の相対危険度

図● 高齢者における生活機能障害・栄養マーカーと心血管病発症

A) 日本人（男女別）のBMIの推移
近年になり，60歳以上のメタボリックシンドロームの頻度が増えている．文献4より作成．

B) 生活機能障害と冠状動脈硬化性心疾患死亡危険度
4,116名の高齢者（平均年齢71歳）の平均4年間の追跡調査．生活機能障害がない群に対して，移動能力障害がある群（約1 km続けて歩けない，補助なしで階段の上り下りができない群）の心疾患による死亡の危険度は，男性で1.8倍，女性で2.2倍．また，日常生活動作能力に障害がある群（移動，入浴，食事，着脱衣，排泄で1項目以上障害されている群）の心疾患による死亡の危険度は男性2.0倍，女性2.6倍であった．文献5より作成．

C) 血清アルブミン量ごとの心疾患死亡の相対危険度
B)と同集団において，血清アルブミン値の低い人ほど，心疾患の発症および死亡の危険度が高かった．文献5より作成．

2）慢性心不全における栄養状態

慢性心不全における栄養状態の悪化には，安静時エネルギー消費量（resting energy expenditure：REE）の増大が関与する．すなわち，低栄

養状態の患者では，体重が低下しているにもかかわらず体重あたりのREEはむしろ増大し，栄養面では需要バランスが崩れている状態と理解される．このREE増大の1つの要因として，交感神経活性の亢進によるエネルギー代謝の増加が推測される．

3）慢性心不全におけるBMI

心不全が発症する前段階では，肥満や体重増加は心不全発生関連因子として扱われているが，心不全が発生した後の慢性心不全患者については，BMIが高いほど生命予後が良好であるという報告が多く，「obesity paradox」とも言われている．例えば慢性心不全患者4,700名を対象としたコホート研究では，痩せ群（BMI 18.5未満）は予後が一番悪く，逆に高度肥満群（BMI 30以上）が最も予後が良好であった[3]．

3 慢性心不全における栄養管理上のポイント

慢性心不全症例に対する栄養管理のポイントは，体液バランスに関連するナトリウム摂取の管理と，適正なエネルギー源の摂取である．心拍出量が低下すると，レニン-アンギオテンシン-アルドステロン系および抗利尿ホルモンの作用により循環血液量が増えるため，慢性心不全患者では体液バランスの管理が重要となる．

1）塩分摂取制限とカロリー補充

体液バランスの管理としては具体的には塩分摂取制限であるが，1日あたり7g以下，重症例ではさらに3g以下に制限することが推奨されている．また，慢性心不全状態では異化作用による蛋白質・エネルギー低栄養状態（protein-energy malnutrition：PEM）にある．腸管浮腫の問題などにもかかわるが，一般的にはカロリー補充による摂取エネルギーの増加を促す．その場合，腸管で吸収されやすい中鎖脂肪酸の使用や経管・経腸栄養が有効とされている．また，食事は少量頻回の摂取にしたり，食べやすい味付けにするなどの工夫も必要である．

2）ビタミンB_1欠乏に注意

　高齢の慢性心不全患者には，長期的にループ利尿薬が漫然と投与されているケースが少なくない．電解質異常（特に低カリウム血症）が起こりやすいのは有名であるが，利尿薬はどの種類であれ尿量の増加により水溶性ビタミンの排出を促進することが知られている．特にビタミンB_1（チアミン）の欠乏が心不全患者では問題となる．ビタミンB_1の欠乏は高拍出性心不全，いわゆる脚気心をきたす．入院心不全患者の3分の1に潜在的なビタミンB_1欠乏を認めるとする報告もある．通常の食生活を送っている限り利尿薬の使用のみで脚気を発症することはないが，上部消化管手術後の吸収障害がある症例などでは注意が必要である．現在のところ，利尿薬を内服中の心不全患者にビタミンB_1補充を行うと心機能がよくなるという決定的なエビデンスはなく，短絡的に一律のビタミンB_1補充は勧められない．しかし，利尿薬を処方する際に水溶性ビタミン欠乏の症状に注意を払う必要はある．

Pitfall

肥満解消のための最もポピュラーなものとして低炭水化物食がある．低炭水化物食は結果的に高蛋白質食とならざるを得ない．この低炭水化物・高蛋白質食による短期的な減量効果は有用であるが，心血管疾患の発症リスクを増加させる報告も出ていることから疑問視されている[6]．血糖や体重に対する短期的な効果だけの，いわゆる偏ったダイエットは，心疾患症例には特に慎むべきである．極端な栄養指導がなされることは防止し，バランスをより重視すべきであろう．

症例提示

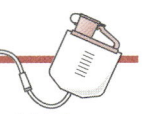

軽度の心臓悪液質（cardiac cachexia）を疑わせる慢性心不全

　70歳代女性．元来，高血圧・2型糖尿病・脂質異常症（高LDLコレステロール血症）を併せもっている．5年前に広範囲の心筋梗塞を発症したため，降圧薬（カルシウム拮抗薬とARB），血糖降下薬（スルホニルウレア，DPP4阻害

薬），脂質低下薬（スタチン），アスピリン製剤などの内服薬にて，動脈硬化性危険因子を厳格に管理されていた．その後，慢性心不全状態との診断からループ利尿薬が少量追加投与されていた．胸部X線上は心胸郭比65％，採血上BNP 375 pg/mLであり，心エコー上は左室収縮能が全周性に低下していた．約半年前から短期記憶を中心として認知機能も若干低下してきていた．家族から「元気もあまりなく，行動範囲も狭まってきている」との話が出てきたため精査目的での入院となった．

【診　断】

　慢性心不全の状態であり，急性増悪を起こす危険性がある．また，動脈硬化性危険因子を複数もちあわせていたことから，前述の内服薬に加え，カロリー摂取を多少減らすように外来医師から指示が出ていた．心臓悪液質（cardiac cachexia）の早期の段階にあると判断した．認知機能も低下傾向を認めていることから，少なくとも血糖降下薬やスタチンなどの漫然とした投与を見直しつつ，減塩には気をつけさせながらも，慎重に観察しながら全体的な食事摂取（カロリー摂取）はむしろ促すべきケースかもしれない．

【本症例のポイント】

　心不全管理を考えるうえでは体重管理の重要性は言うまでもないが，うっ血状態時の体重増加だけに傾注するのではなく，ベスト体重を意識しながら，体重減少にも意識をすることも重要である．また，高齢者の場合はうっ血性心不全の前兆を的確に訴えることができず，「元気がない」「食欲がない」などの抽象的な不定愁訴と判断されやすいため，より注意が必要である．

COLUMN

MIA症候群における動脈硬化

　MIA症候群はmalnutrition（栄養障害），inflammation（炎症），atherosclerosis（動脈硬化）を含む病態であり，特に3つの要素を同時に合併する末期腎不全患者に多い点から一般的に症候群として捉えられている．これらが相互連関することにより病態を相乗的に悪化させ，透析患者の生命予後に強く関連し，結果的に生存率をより低下させる．動脈硬化を発生させないために粥状動脈硬化に注目するだけでなく，心臓弁やMenckeberg型血管中膜の石灰化などにも注意を向けるべきである．

参考文献

1) Castillo-Martínez, L., et al.：Cachexia assessed by bioimpedance vector analysis as a prognostic indicator in chronic stable heart failure patients. Nutrition, 28：886-891, 2012
2) Coats, A. J., et al.：Symptoms and quality of life in heart failure：the muscle hypothesis. Br Heart J, 72：S36-39, 1994
3) Gustafsson, F., et al.：Effect of obesity and being overweight on long-term mortality in congestive heart failure：influence of left ventricular systolic function. Eur Heart J, 26：58-64, 2005
4) 循環器病予防研究会：第5次循環器疾患基礎調査結果．中央法規出版，2003．
5) Corti., M. C., et al.：Serum albumin and physical function as predictors of coronary heart disease mortality and incidence in older persons. J Clin Epidemiol, 49：519-526, 1996
6) Lagiou, P., et al.：Low carbohydrate-high protein diet and incidence of cardiovascular diseases in Swedish women：prospective cohort study. BMJ, 344：e4026, 2012

第2章 各種疾患における高齢者の特徴と栄養管理

8 糖尿病患者の栄養管理

宇野将文, 篁 俊成

Point

- 高齢者は加齢に伴って耐糖能が低下しており，高齢糖尿病患者は増加している
- 食事療法の指導では，高齢者は炭水化物摂取が多く食後高血糖をきたしやすい傾向がある点に留意する
- 高齢者糖尿病は，個々人のADL，認知力，罹病期間，社会的背景などの差異が大きく，それぞれの患者の実情に即した指導，治療が求められる

1 高齢者糖尿病の概念

　高齢者糖尿病とは，65歳以上の糖尿病をさす．高齢者糖尿病の頻度は，加齢に伴って出現するインスリン分泌不全や，身体活動量や筋肉量の低下，体脂肪増加などによるインスリン抵抗性増大などを背景として増加する傾向にある．

2 高齢者糖尿病の治療目標

　高血糖は，網膜症，腎症，大血管症，糖尿病関連疾患の危険因子である．また，高血糖は易感染性の要因にもなるため，高齢者においても血糖の管理は重要である．しかし，高齢者では個々人のADLや罹病期間の差異が大きくなるため，高齢者糖尿病では患者の状態に応じた個別的な治療目標の設定が必要である．米国老年医学会は，健康な高齢者は治療目標をHbA1c 7.0％（NGSP値．HbA1cの値について以下同様）未満としているが，虚弱高齢者[※1]や余命が5年以下と推定される高齢者は8.0％未満としている．

※1：虚弱高齢者
　介護保険法に基づく要介護認定で自立と判定され，要介護の状態ではないが，心身機能の低下や病気などのため，日常生活の一部に介助を必要とする高齢者．

表1● 高齢者糖尿病の治療目標

	健康な高齢者	虚弱な高齢者（併発疾患，生活機能障害，低血糖のリスク大）
日本糖尿病学会	HbA1c 7.4％以下	個別に設定
米国（JAGS）	HbA1c 7.0％以下	HbA1c 8.0％以下，個別に設定
欧州（EUGMS）	HbA1c 6.5～7.5％	HbA1c 7.6～8.5％

JAGS：米国老年医学会
EUGMS：欧州老年医学会

　日本糖尿病学会では，基本的には高齢者の血糖管理目標値を空腹時血糖140 mg/dL未満，HbA1c 7.4％未満としながらも，患者の状態を考慮したうえで個別的な対応を行うことを呼びかけている（**表1**）．

　高齢者は食事摂取が不安定となりやすく，また薬物代謝能の低下もきたしているため，容易に低血糖を発症する．そのため，高齢者糖尿病の診療にあたってはできるだけ低血糖を起こしにくい治療方法を選択する必要がある．

3 高齢者糖尿病の食事療法

　高齢者でも，食事療法は高血糖，脂質異常症あるいは肥満の是正には有用である．

　その実践に際しては，基本的には日本糖尿病学会による糖尿病の食事療法の指針（**表2**）を参考に実施する．高齢者では長年にわたる食習慣の変更が困難なことが多いが，その効果も大きいことが知られており，くり返しの指導を行う．

　高齢者糖尿病の目標摂取エネルギー量は，$[[身長 (m)]^2 \times 22] \times 25 \sim 30$（kcal/日）で算出される．基礎代謝量や身体活動量の減少により，高齢者では必要エネルギー量が減少するため，係数は低目に設定することが多い．炭水化物の摂取量は摂取エネルギー量に占める割合で示され，糖尿病では50～60％に制限されている．咀嚼を必要とする硬いものや野菜が食べにくくなることから高齢者の食事は柔らかく消化のよい食品に偏りやすく，炭水化物摂取が多くなる傾向がある．実際，平成18年度国民健康・栄養調査結果によれば60歳以上の炭水化物のエネルギー構成比は62～63％

表2 ● 糖尿病の食事療法の指針

目標摂取エネルギー量算定の目安
目標摂取エネルギー量＝標準体重×身体活動量 標準体重（kg）＝〔身長（m）〕^{2}×22 身体活動量（kcal/kg標準体重） 　＝25〜30　軽労作（デスクワークが主な人，主婦など） 　　30〜35　普通の労作（立ち仕事が多い職業） 　　35〜　　重い労作（力仕事の多い職業） 高齢者や肥満者では少ない活動量を選択するなど，症例ごとの病態も考慮する
摂取成分量
目標摂取エネルギー量の50〜60％を炭水化物とし，蛋白質は標準体重1kgあたり1.0〜1.2g（1日約50〜60g），残りを脂質で摂取する． 食物繊維は食後の血糖上昇を抑制し，血中脂質レベルの上昇も防ぐため，1日20〜25g以上の摂取が望ましい．

文献1より作成．

であり，高齢者の現状はやや摂取過多となっている[2]．また，加齢によるインスリン分泌能低下から，高齢者糖尿病は食後高血糖をきたしやすい．そのため，実際の栄養指導にあたっては，糖質の量を制限するとともに，食事をゆっくりよく噛んで食べる，食物繊維を多く摂るなど，食後の血糖上昇を緩やかにするような工夫も行う．

4 患者指導の注意点

　高齢者は細小血管症・大血管症・種々の合併疾患，加齢などからADL・認知力・理解力の低下・低栄養など，自立生活・自己管理を困難とする機能障害をもつ頻度が高い．高齢者糖尿病においては，コントロール不良になる原因として認知機能の低下が最も多くあげられ，特に配慮が必要である．栄養指導にあたって，患者自身からの必要な情報収集が難しい場合は家族や介護者といったキーパーソンに同席してもらうことが望ましい．しかし，主介護者が配偶者であり，本人同様に高齢であるため理解力，記憶力に問題があることは稀ではない．このように指導において食品交換表の理解が難しい場合には，フードモデル[※2]（図）をはじめとした簡素な指導媒

※2：フードモデル
　　実物大の食品模型．指導の際に具体的な量を示し，実際に触れることができるため，二次元の媒体よりも量的な把握がしやすいという利点がある．

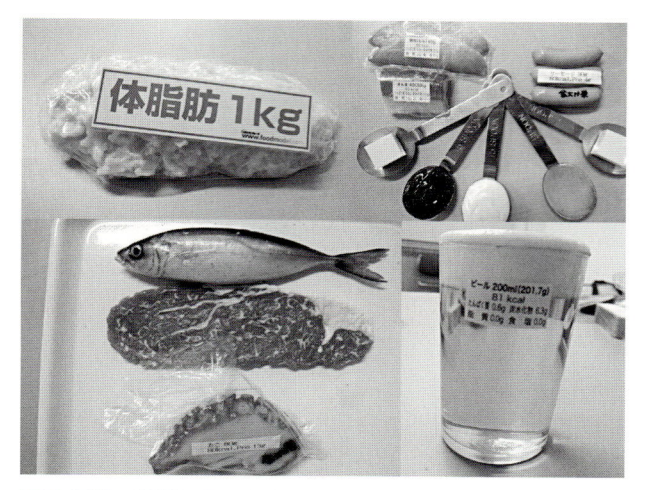

図●実際の指導に用いられるフードモデル

体の利用も検討する．また，最近は宅配食のサービスを行う企業も増加している．医療従事者は高齢者が利用できる社会資源やサービスを熟知し，適切な提案を行えるようにする必要がある．

5 特殊な病態の管理

1）嚥下機能障害

　脳血管障害，認知症などを抱える高齢者では，嚥下機能に問題があることが多い．また長期間経口摂取をしないことによる，嚥下筋の廃用による嚥下機能障害もよくみられる．このような高齢者は低栄養や誤嚥性肺炎を起こしやすい．しかし，消化管は消化と吸収という機能が働くことで免疫機能をはたし，生体にとって重要な免疫臓器としての役割をもつ．さらに糖尿病患者の場合，消化管を使用することでGLP-1（glucagon-like peptide-1）やGIP（glucose-dependent insulinotropic polypeptide）といったインクレチン[※3]の分泌が促進され，血糖コントロールに寄与するという

※3：インクレチン
　食事摂取に伴い主に小腸から分泌される消化管ホルモン．膵β細胞からのインスリン分泌を促進，膵α細胞からのグルカゴン分泌を抑制することで血糖降下作用を示す．

側面もある．したがって，嚥下障害を有している患者に対しても，栄養補助食品の使用や，胃瘻，腸瘻を用いた経管栄養等でできる限り消化管を使用した栄養摂取を維持することが望ましい．しかし，経腸栄養剤は半消化態であるため通常の食材より吸収がよく，投与後の血糖上昇をきたしやすい．そのため，グルセルナ®やインスロー®などの糖尿病患者に推奨される経腸栄養剤を使用する．これらは通常の経腸栄養剤と比較して糖質の含有量が少なくなっていたり，吸収が緩やかな糖質（パラチノースなど）や血糖の上昇抑制作用を有するといわれているイソロイシンが使用されている等の特色をもっている（表3）．

2）消化管が使用できない場合

病態等の問題でどうしても消化管が使用できないときには，経静脈的な高カロリー輸液なども考慮する必要がある．高カロリー輸液の際には，非糖尿病患者においてもグルコースの投与速度が 5 mg/kg/分を超えると高血糖（> 200 mg/dL）の発現頻度はおよそ 50％に達するとの報告があり，基本的にはこの投与速度を超えないようにする．糖尿病患者の場合，輸液中にインスリンを混注するか，別ルートでの持続静注で血糖管理を行うことが多い．しかし，血糖が高値であるからといって安易にインスリンを増量するのでなく，グルコース投与速度にも注意を払う必要がある．また，脂肪乳剤の適切な使用は，グルコースの投与速度を速めずに必要カロリーを維持するためにも有効である．

表3 ● 糖尿病患者に推奨される経腸栄養剤

製品名	会社	特徴
グルセルナ®	アボットジャパン	炭水化物含有比率 35% 脂質含有比率 50%
タピオン® α	テルモ	炭水化物含有比率 44% 脂質含有比率 40%
インスロー®	明治	パラチノースを含有
リソースグルコパル®	ネスレニュートリション	パラチノースを含有 アルギニンを含有
ディムベスト®	味の素	パラチノースを含有 イソロイシンを含有

さいごに

　高齢者糖尿病では，厳しい食事規制などの糖尿病の治療自体が患者のQOL低下の要因となることがある．加齢に伴う生理的・身体的な変化から経済状況や家族構成といったそれぞれの生活背景まで，一人ひとりの患者を総合的に評価し，患者の多様性・個別性に応える診療・療養指導が求められる．

症例提示

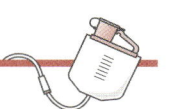

長期の高カロリー輸液が食欲不振と血糖コントロールの悪化を招いた一例

　70歳代，女性．42歳時より糖尿病加療を開始されている．

【転院前の病歴】

　7月初旬より食欲低下，腰背部・下肢の疼痛，歩行困難，発熱が生じたため近医に入院した．抗菌薬を投与されたが改善はみられず，食欲不振も続くため高カロリー輸液が開始された．入院時のHbA1cは7.2％であったが，入院後の血糖値は200～300 mg/dL台が続き，全身状態の改善もみられなかったため8月初旬に当院に転院した．

【転院後の治療，栄養管理】

　転院時のHbA1cは11.4％と，血糖コントロールは増悪していた．CT，MRIにてL1/L2領域に膿瘍を伴う骨融解像を認め，腰椎の化膿性椎間板炎と診断した．病巣部の穿刺排膿を施行したうえで抗菌薬投与を行ったところ，腰背部・下肢痛，発熱は改善し，CRPも陰性化した．血糖は輸液中のインスリン量を調整し，最大で1日54単位のインスリンを必要とした．炎症が改善したにもかかわらず食欲不振が持続したため，胃瘻造設のうえで経腸栄養剤の投与が開始され，まず高カロリー輸液からの離脱が可能となった．その後，ADLの改善とともに徐々に食欲の増加が認められ，経口での食事摂取への移行も可能となった．インスリンも毎食前の定期注射に切り替えられ，最終的に1日40単位で食前血糖は安定し，退院前にはHbA1cは6.6％に低下していた．

【本症例のポイント】

　本例では炎症による消耗，食欲不振から消化管を使用しなかった期間が長期

にわたり，廃用などの要因が加わったことで炎症の改善後も食欲不振が遷延したものと思われる．高カロリー輸液から経腸栄養に切り替え，消化管使用を再開することで食欲の改善に加えて，インスリン使用量の減量，血糖コントロールの改善が認められた．

参考文献
1) 「糖尿病治療ガイド2012-2013」（日本糖尿病学会/編），文光堂，2012
2) 平成18年国民健康・栄養調査結果の概要：厚生労働省健康局総務課生活習慣病対策室：http://www.mhlw.go.jp/houdou/2008/12/h1225-5a.html
3) 「科学的根拠に基づく糖尿病診療ガイドライン2010」（日本糖尿病学会/編），南江堂，2010
4) Miller, C. K., et al.：Nutrition education improves metabolic outcomes among older adults with diabetes mellitus：Result from a randomized controlled trial. Prev Med, 34：252-259, 2002
5) 髙橋光子 ほか：高齢糖尿病患者における簡易栄養食事指導の試み．日本老年医学，39(5)：527-532, 2002

第2章 各種疾患における高齢者の特徴と栄養管理

9 褥瘡患者の栄養管理

飯坂真司, 真田弘美

Point

- 褥瘡の栄養管理を効果的に行うためには, <u>圧迫や湿潤に対するケアや褥瘡の局所評価・治療が必要である</u>
- 基礎疾患を考慮したうえで, <u>褥瘡予防には高エネルギー・高蛋白質の補給が有用である</u>
- 褥瘡治療時には, 滲出液など創から見た栄養評価を行い, 褥瘡重症度に合わせた十分なエネルギーと蛋白質, 特定の栄養素を摂取する

1 褥瘡予防・管理の概略[1]

褥瘡予防・治療のための栄養管理を効果的に行うためには, 栄養以外の基本的な褥瘡ケアをまず整えるとよい.

1) 褥瘡発生のリスク因子

褥瘡発生リスク因子には圧迫（可動性, 活動性, 知覚の認知）と組織耐久性（湿潤, 摩擦とずれ, 栄養状態）がある. 圧迫やずれの排除には, 体圧分散用具（マットレス, クッション）と体位変換, 頭側挙上制限などが重要である. 体圧分散用具にはさまざまな素材（エア, ウレタンなど）や機能（圧切替型など）, 厚み（交換型など）がある. また, おむつやパッド, 皮膚保護クリームを使用し, 尿・便を皮膚や創部に付着させないようにする.

2) 褥瘡の評価

褥瘡発生後には, DESIGN-Rを用いて創状態を評価する（**表1**）. DESIGN-Rは「深さD」と「下位6項目（滲出液E, 大きさS, 炎症/感染I, 肉芽組織G, 壊死組織N, ポケットP）」から構成される. それぞれの大

表1 ● DESIGN-R

DESIGN-R 褥瘡経過評価用　　カルテ番号（　　　　　）　患者氏名（　　　　　　　　　　）

月日	/	/	/	/

Depth 深さ　創内の一番深い部分で評価し，改善に伴い創底が浅くなった場合，これと相応の深さとして評価する

d	0	皮膚損傷・発赤なし	D	3	皮下組織までの損傷				
	1	持続する発赤		4	皮下組織を越える損傷				
	2	真皮までの損傷		5	関節腔，体腔に至る損傷				
				U	深さ判定が不能の場合				

Exudate 滲出液

e	0	なし	E	6	多量：1日2回以上のドレッシング交換を要する				
	1	少量：毎日のドレッシング交換を要しない							
	3	中等量：1日1回のドレッシング交換を要する							

Size 大きさ　皮膚損傷範囲を測定：[長径（cm）×長径と直交する最大径（cm）]

s	0	皮膚損傷なし	S	15	100以上				
	3	4未満							
	6	4以上　16未満							
	8	16以上　36未満							
	9	36以上　64未満							
	12	64以上　100未満							

Inflammation/Infection 炎症/感染

i	0	局所の炎症徴候なし	I	3	局所の明らかな感染徴候あり（炎症徴候，膿，悪臭など）				
	1	局所の炎症徴候あり（創周囲の発赤，腫脹，熱感，疼痛）		9	全身的影響あり（発熱など）				

Granulation 肉芽組織

g	0	治癒あるいは創が浅いため肉芽形成の評価ができない	G	4	良性肉芽が，創面の10%以上50%未満を占める				
	1	良性肉芽が創面の90%以上を占める		5	良性肉芽が，創面の10%未満を占める				
	3	良性肉芽が創面の50%以上90%未満を占める		6	良性肉芽が全く形成されていない				

Necrotic tissue 壊死組織　混在している場合は全体的に多い病態をもって評価する

n	0	壊死組織なし	N	3	柔らかい壊死組織あり				
				6	硬く厚い密着した壊死組織あり				

Pocket ポケット　毎回同じ体位で，ポケット全周（潰瘍面も含め）[長径（cm）×短径[*1]（cm）]から潰瘍の大きさを差し引いたもの

p	0	ポケットなし	P	6	4未満				
				9	4以上16未満				
				12	16以上36未満				
				24	36以上				

部位 [仙骨部，坐骨部，大転子部，踵骨部，その他（　　　　　）]　合計[*2]

*1："短径"とは"長径と直交する最大径"である
*2：深さ（Depth：d, D）の得点は合計点には加えない

© 日本褥瘡学会 2008

文献2より転載．

文字は重症を，小文字は軽症を示す．下位6項目には，治癒確率に基づいた点数がついている．その合計点は総合的な重症度を示し，定期的に評価することで，治療効果の評価にも用いる．

3）褥瘡の局所治療

褥瘡治療の基本は創底管理である．創を洗浄し，状態にあった治療法（外用薬，ドレッシング材，外科治療，物理療法など）を選択し，創の治癒環境を整える．褥瘡発生直後や浅い褥瘡には，観察しやすいドレッシング材や皮膚保護効果の高い外用薬を第一選択とする．深い褥瘡の場合，DESIGN分類に基づき，治療方針は多岐にわたる．炎症期では，外科的デブリードマンや外用薬によりすみやかに壊死組織を除去し，炎症の遷延や感染を防止する．また創面の湿潤環境を一定に保つため，ドレッシング材や外用薬基剤を使い分ける．炎症期など滲出液の多量な時期には滲出液を吸収し，少ない時期には滲出液を保持し創面の乾燥を防止する．増殖期には肉芽形成促進，サイズ縮小を目的とした治療を選ぶ．

2 褥瘡予防のための栄養ケア

1）栄養評価

褥瘡予防・管理ガイドラインが推奨する褥瘡予防のための栄養評価指標は，体重減少率，血清アルブミン，主観的包括的栄養評価（SGA：subjective global assessment），食事摂取能力/摂取量である[1, 3]．さらに在宅では，介護者の介護力や栄養に関する知識も褥瘡発生にかかわる[4]．

> **コツ**
> 褥瘡予防を意識した栄養評価として**表2**の項目も評価する．

2）栄養ケア

褥瘡予防にむけた推奨摂取量はエネルギー30〜35 kcal/kg，タンパク質1.0〜1.5 g/kgと，健常高齢者に比べて高い値に設定されている[1, 3]．これは，褥瘡発生リスクのある患者はすでに低栄養や疾患による異化の影

表2 ● 褥瘡予防に必要な栄養評価項目

観察項目	栄養にかかわる原因	褥瘡への影響
病的骨突出	低栄養	体圧上昇
皮膚の乾燥	低栄養，微量元素などの欠乏	組織耐久性低下
皮膚の浮腫	低アルブミン血症，腎機能，水分バランス	組織耐久性低下
便性状・量	経腸栄養剤の浸透圧，温度，投与速度，感染	組織耐久性低下，創汚染
食事摂取・栄養投与時体位	経腸栄養時の頭側挙上，麻痺による姿勢くずれ	体圧上昇，摩擦・ずれ力上昇
ルートの位置	経鼻チューブ，胃瘻，中心/末梢静脈栄養ルート	医療機器関連褥瘡（ルートによる圧迫）

響を受けているためである．食事のみで必要量の充足が困難な場合には，高エネルギー・高タンパク質の栄養補助食品の追加が推奨される[1, 3]．

水分の必要量は1 mL/kcalとされるが，褥瘡予防に対する直接的な意義は確立されていない．

また，褥瘡予防を目標とする前に基礎疾患の栄養管理を優先するとよい．さらに，必要量設定以外に摂取経路や栄養補助食品の種類，経腸栄養の投与速度などの計画や確認も並行する．

3 褥瘡治療のための栄養ケア

1）栄養評価

予防時と同様，全身の栄養評価を行う．特に，低アルブミン血症は急性期患者の浅い褥瘡の治癒遅延リスク[5]や皮弁術後の再発リスクとなる．

次に，全身の栄養評価と並行して「創から見た栄養評価」を実施する（図1）．具体的な項目には，「滲出液からの蛋白質の漏出」がある．滲出液中の蛋白質漏出量は平均0.2 g/日，感染褥瘡でも2 g/日程度であり[6]，急性創傷と比較し少ない．しかし，滲出液量の多さは間接的に筋蛋白質異化亢進，蛋白質必要量の増加に関連するため，重要な栄養評価指標と考えられる．それ以外に，炎症・感染の程度，肉芽の色（COLUMN参照）・質感，深さ，面積・ポケットなども栄養と密接にかかわる．

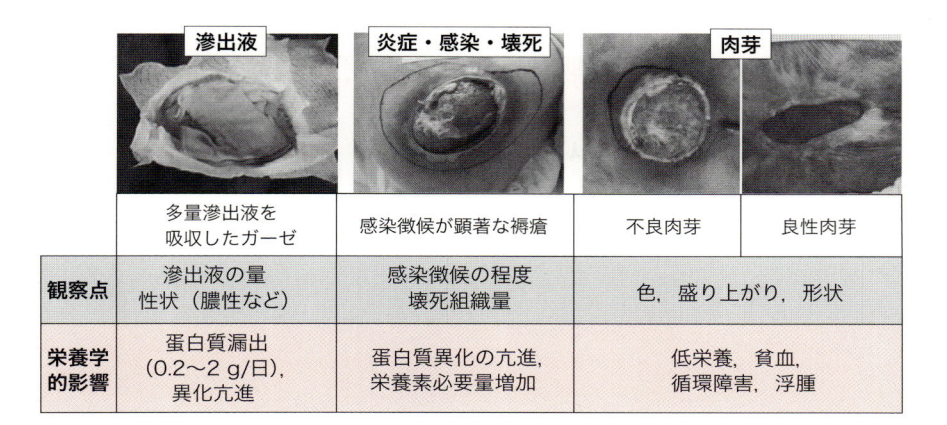

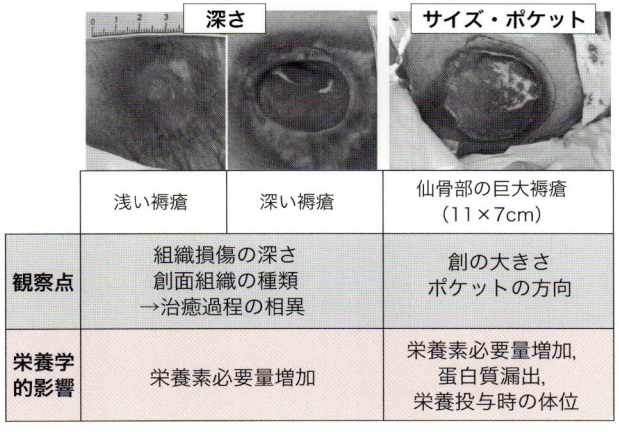

	滲出液	炎症・感染・壊死	肉芽	
	多量滲出液を吸収したガーゼ	感染徴候が顕著な褥瘡	不良肉芽	良性肉芽
観察点	滲出液の量 性状（膿性など）	感染徴候の程度 壊死組織量	色，盛り上がり，形状	
栄養学的影響	蛋白質漏出 （0.2〜2 g/日）， 異化亢進	蛋白質異化の亢進， 栄養素必要量増加	低栄養，貧血， 循環障害，浮腫	

	深さ		サイズ・ポケット
	浅い褥瘡	深い褥瘡	仙骨部の巨大褥瘡 （11×7cm）
観察点	組織損傷の深さ 創面組織の種類 →治癒過程の相異		創の大きさ ポケットの方向
栄養学的影響	栄養素必要量増加		栄養素必要量増加， 蛋白質漏出， 栄養投与時の体位

図1 ● 創から見た栄養評価
　　カラーアトラス図2参照（p.8）．

2）栄養ケア

　褥瘡発生後の栄養管理では，栄養が原因となる「治癒遅延の改善」と褥瘡に起因する「異化亢進の制御」が重要である．**表3**に各栄養素の創傷治癒に関する作用，推奨量をまとめた．十分なエネルギーと蛋白質は褥瘡の治癒を促進するとされ[7]，現在の褥瘡予防・管理ガイドラインで推奨されている．しかし，必要量についてのデータは少なく，また褥瘡の重症度を考慮する必要がある．

表3 ● 褥瘡治療にむけた栄養投与計画

栄養素	分類	創傷治癒への期待される効果	褥瘡予防・管理ガイドラインの推奨		
			臨床試験エビデンス*	推奨量（日本）	推奨量（欧米）
エネルギー		細胞へのエネルギー供給	レベルB	BEE×1.5	30〜35 kcal/kg
蛋白質		コラーゲン組織，免疫細胞の材料	レベルB	—	1.25〜1.5 g/kg
アミノ酸	アルギニン	条件付き必須アミノ酸，コラーゲン構成成分の前駆体，コラーゲン／蛋白質合成促進，NO産生	なし		
	グルタミン	条件付き必須アミノ酸，コラーゲン合成促進，免疫細胞や腸管絨毛上皮細胞のエネルギー源	なし		
	分岐鎖アミノ酸	筋蛋白質合成	なし		
	HMB	ロイシン代謝産物，蛋白質同化亢進，蛋白質異化抑制，抗炎症作用	なし（外科術後創にはあり）		
脂質	ω-3脂肪酸	抗炎症作用	なし		
微量元素	亜鉛	酵素反応の共因子，DNA合成	なし		上限40 mg/日
	銅	コラーゲン架橋，亜鉛と吸収拮抗	なし		
ビタミン	A	抗酸化作用	なし		
	C	コラーゲン架橋，免疫反応，細胞遊走	一貫せず		
	E	抗酸化作用	なし		
水分		栄養素，排出物の溶媒，輸送	なし		1 mL/kcal
病態特異的栄養療法	エネルギー，蛋白質，アルギニン，亜鉛，ビタミンA，C，Eの混合投与	創傷治癒に対する複合的効果	レベルB		

＊NPUAP-EPUAPガイドライン
HMB：β-ヒドロβ-メチル酪酸
BEE：basal energy expenditure（基礎代謝量）

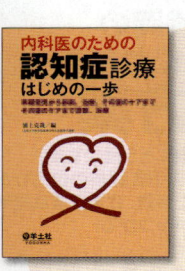

羊土社 ハンディ版〈A5判〉ベストセラー 厳選入門書

内科医のための認知症診療 はじめの一歩

浦上克哉／編

- 予価(本体3,800円＋税)
- 約230頁

2014年5月発行

患者さんや家族から認知症を相談されたら？
知っておくべきポイントがわかる！

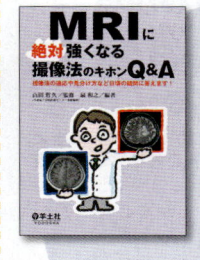

MRIに絶対強くなる撮像法のキホンQ&A

撮像法の適応や見分け方など
日頃の疑問に答えます！

山田哲久／監
扇 和之／編著

- 定価(本体3,800円＋税)
- 247頁
- ISBN978-4-7581-1178-2

2014年4月発行

撮像法がわかれば，
画像診断に自信がつく！

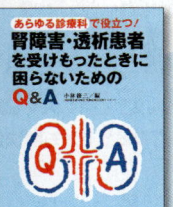

あらゆる診療科で役立つ！ 腎障害・透析患者を受けもったときに困らないためのQ&A

小林修三／編

- 定価(本体3,800円＋税)
- 351頁
- ISBN978-4-7581-1749-4

新刊

腎障害・透析患者を診たときに出会う
疑問の答え，ここにあります

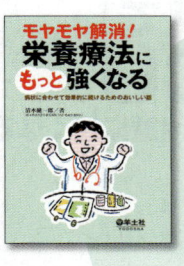

モヤモヤ解消！ 栄養療法にもっと強くなる

病状に合わせて効果的に
続けるためのおいしい話

清水健一郎／著

- 定価(本体3,500円＋税)
- 247頁
- ISBN978-4-7581-0897-3

新刊

栄養療法を臨床で実践するための
知識＆知恵を伝授！

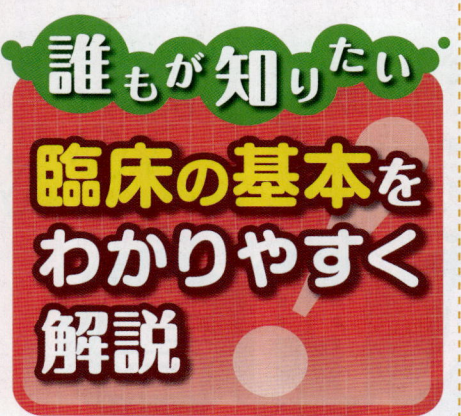

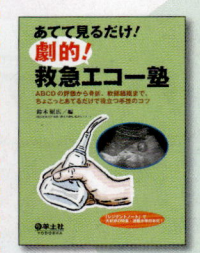

誰もが知りたい 臨床の基本をわかりやすく解説

あてて見るだけ！劇的 救急エコー塾

ABCDの評価から骨折，軟部組織まで，あてるだけで役立つ手技のコツ

鈴木昭広／編

- 定価（本体3,600円+税）　■ 189頁
- ISBN978-4-7581-1747-0

新刊

救急診療で今日から役立つ
エコーの使い方をやさしく解説

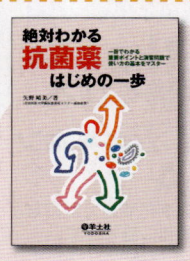

絶対わかる 抗菌薬 はじめの一歩

一目でわかる重要ポイントと演習問題で使い方の基本をマスター

矢野晴美／著

- 定価（本体3,300円+税）　■ 207頁
- ISBN978-4-7581-0686-3

必須知識が一目でわかるから，
初学者の基礎固めに最適な1冊！

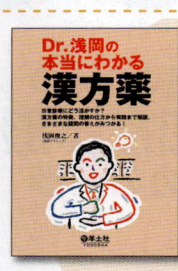

Dr.浅岡の 本当にわかる 漢方薬

日常診療にどう活かすか？
漢方薬の特徴，理解の仕方から実践まで解説．さまざまな疑問の答えがみつかる！

浅岡俊之／著

- 定価（本体3,700円+税）　■ 197頁
- ISBN978-4-7581-1732-6

漢方の講演で人気のDr.浅岡，
初の書き下ろし．驚くほど明快！

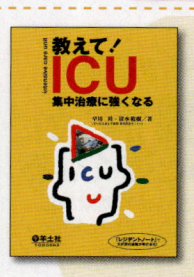

教えて！ICU 集中治療に強くなる

早川　桂，清水敬樹／著

- 定価（本体3,800円+税）　■ 239頁
- ISBN978-4-7581-1731-9

現場の疑問をやさしく解説！
ICU診療のツボがわかる入門書

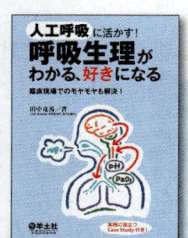

人工呼吸に活かす！ 呼吸生理がわかる、好きになる

臨床現場でのモヤモヤも解決！

田中竜馬／著

- 定価（本体3,300円+税）　■ 287頁
- ISBN978-4-7581-1734-0

呼吸のメカニズムからよくわかる！呼吸管理
に必要な基本的な考え方が身につく！

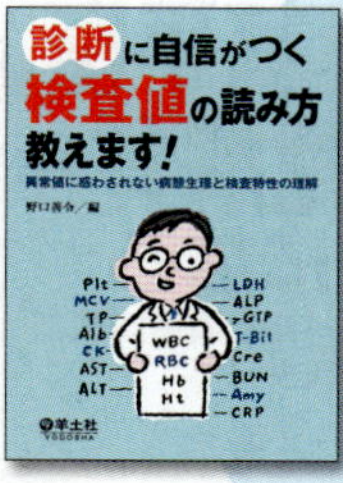

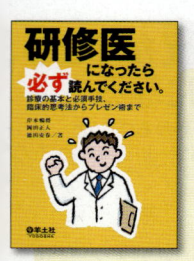

研修医になったら必ず読んでください。
診療の基本と必須手技，臨床的思考法からプレゼン術まで

徳田安春，岡田正人，岸本暢将／著

- 定価（本体3,000円＋税）　■ 253頁
- ISBN978-4-7581-1748-7

新刊

【!】研修医に絶対必要な重要事項を説明しています．達人が教えるエッセンス！

診断に自信がつく 検査値の読み方教えます！
異常値に惑わされない病態生理と検査特性の理解

野口善令／編

- 定価（本体3,600円＋税）　■ 318頁
- ISBN978-4-7581-1743-2

異常値の意味がわかる！
診断に活かす考え方が身につく！

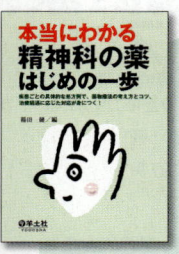

本当にわかる 精神科の薬 はじめの一歩
疾患ごとの具体的な処方例で、薬物療法の考え方とコツ、治療経過に応じた対応が身につく！

稲田　健／編

- 定価（本体3,200円＋税）　■ 223頁
- ISBN978-4-7581-1742-5

プライマリケア医のための薬物療法の入門書！ 役立つ処方例も満載

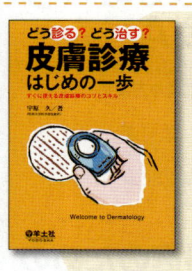

どう診る？どう治す？ 皮膚診療 はじめの一歩
すぐに使える皮膚診療のコツとスキル

宇原　久／著

- 定価（本体3,800円＋税）　■ 262頁
- ISBN978-4-7581-1745-6

誰も教えてくれなかった皮膚診療の基本とコツがやさしくわかる！

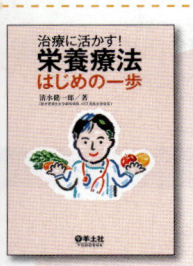

治療に活かす！ 栄養療法 はじめの一歩

清水健一郎／著

- 定価（本体3,300円＋税）　■ 287頁
- ISBN978-4-7581-0892-8

"なんとなく"行っていた栄養療法に自信がつく！ 医師のための入門書

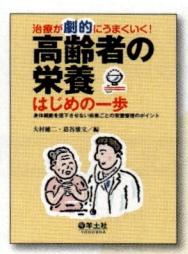

治療が劇的にうまくいく！ 高齢者の栄養 はじめの一歩
身体機能を低下させない疾患ごとの栄養管理のポイント

大村健二，葛谷雅文／編

- 定価（本体3,600円＋税）　■ 221頁
- ISBN978-4-7581-0896-6

疾患・状況ごとの栄養管理を解説．高齢者の治療のカギは栄養にあり

酸塩基平衡、水・電解質が好きになる
簡単なルールと演習問題で輸液をマスター

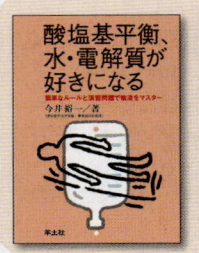

今井裕一／著

■ 定価（本体2,800円+税）　■ 202頁
■ ISBN978-4-7581-0628-3

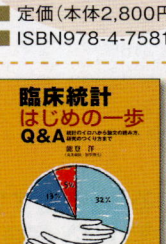

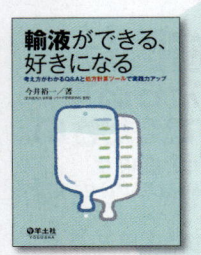

輸液ができる、好きになる
考え方がわかるQ&Aと処方計算ツールで実践力アップ

今井裕一／著

■ 定価（本体3,200円+税）　■ 254頁
■ ISBN978-4-7581-0691-7

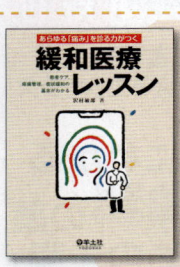

臨床統計はじめの一歩 Q&A
統計のイロハから論文の読み方，研究のつくり方まで

能登　洋／著

■ 定価（本体2,800円+税）　■ 236頁
■ ISBN978-4-7581-0655-9

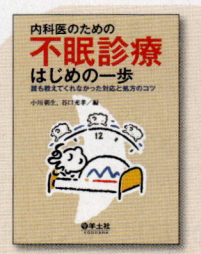

あらゆる「痛み」を診る力がつく 緩和医療レッスン
患者ケア、疼痛管理、症状緩和の基本がわかる

沢村敏郎／著

■ 定価（本体3,800円+税）　■ 197頁
■ ISBN978-4-7581-0648-1

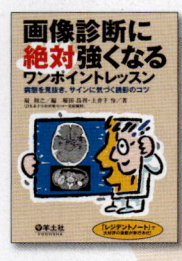

内科医のための不眠診療はじめの一歩
誰も教えてくれなかった対応と処方のコツ

小川朝生，谷口充孝／編

■ 定価（本体3,500円+税）　■ 221頁
■ ISBN978-4-7581-1730-2

画像診断に絶対強くなるワンポイントレッスン
病態を見抜き、サインに気づく読影のコツ

扇　和之／編
堀田昌利，土井下　怜／著

■ 定価（本体3,600円+税）　■ 180頁
■ ISBN978-4-7581-1174-4

ご注文は最寄りの書店，または小社営業部まで

取扱い書店

フリガナ
お名前：

ご送付先：〒

TEL：　　（　　）

E-mail：

ご注文書籍名

発行　羊土社　YODOSHA

〒101-0052 東京都千代田区神田小川町2-5-1
TEL 03(5282)1211　FAX 03(5282)1212
E-mail： eigyo@yodosha.co.jp

2014.03

```
┌─────────────────────────┐      ┌─────────────────────────┐
│  推定平均必要量:         │      │  安全投与量:             │
│ (50%の患者の必要量を満たす)│ ───> │ (97～98%の患者の必要量を満たす)│
│       0.95 g/kg         │      │    1.20 g/kg (25%増)    │
└───────────┬─────────────┘      └─────────────────────────┘
            │
┌───────────▼─────────────┐
│      患者の状態          │
│ (全身状態,腎機能など,    │
│  栄養耐性の状態をみる)    │
└───────────┬─────────────┘
      悪い ↙   ↘ 良好
┌──────────┐  ┌──────────┐
│0.75 g/kg │  │1.10 g/kg │
│(基礎疾患の│  └────┬─────┘
│栄養管理を │       │
│優先)     │       │
└──────────┘       ▼
           ┌─────────────────┐
           │ 褥瘡の状態       │
           │ (面積,滲出液量)  │
           └────┬────────────┘
        軽度 ↙    ↘ 重度(滲出液多量,巨大)
     ┌──────────┐  ┌──────────┐
     │0.85 g/kg │  │1.30 g/kg │
     └──────────┘  └──────────┘
```

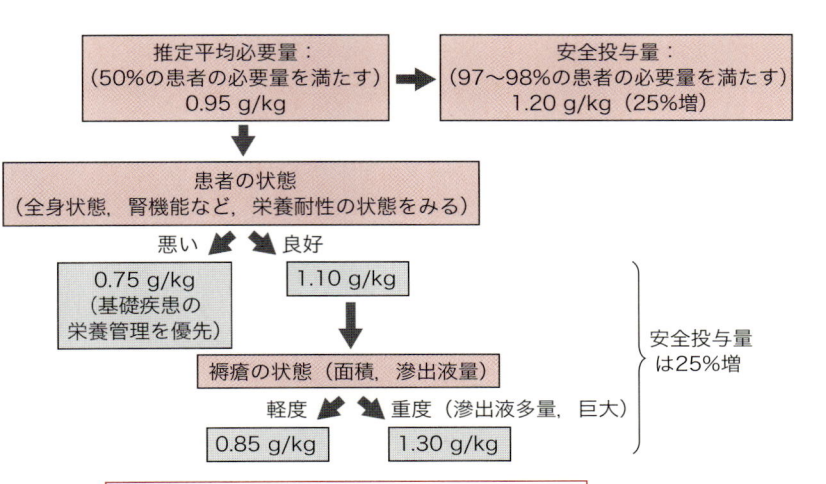

安全投与量は25%増

臨床での注意点
・基礎疾患の栄養管理の優先
・エネルギーなど他の栄養素とのバランス
・体重,腎機能などの適切なモニタリングの併用
・創傷治癒促進の必要量とは異なる可能性

図2 ● 褥瘡発生後の蛋白質必要量決定アルゴリズム(入院高齢者用)
文献9より作成.

① エネルギーと蛋白質の必要量

　エネルギーについて,海外のメタ解析では,褥瘡患者の安静時代謝は23.7±2.2 kcal/kgであり,ストレス係数は1.1と報告されている[8].さらに,褥瘡が巨大な場合は,ストレス係数が高くなる可能性がある.褥瘡治癒には基礎代謝量の1.5倍以上必要とされている.

　蛋白質について,日本人高齢患者の窒素バランスより得られた必要量は,推定平均必要量[※1] 0.95 g/kg,安全投与量[※1] 1.20 g/kgと報告されている(**図2**)[9].また,推定平均必要量は,全身状態悪化患者では低め(0.75 g/kg)に,重症褥瘡(特に滲出液量と面積)では多め(1.30 g/kg)になる.以上をもとに初期投与量を定め,栄養状態や血中尿素窒素(BUN),などを適切にモニタリングし,エネルギーと蛋白質の必要量を適宜再評価する.

※1:推定平均必要量,安全投与量(推奨量)
　　それぞれ集団の50%,97～98%の必要量を満たす値.

② 特定栄養素の追加

次に，特定栄養素の追加を考える．近年は，特定のアミノ酸やその代謝産物の創傷治癒促進効果や異化抑制効果に注目が集まっている．特に，病態特異的栄養療法[※2]は，深い褥瘡の治癒促進に有効である[10]．ただし，個々の栄養素単独での効果は未確立であり，総合的な栄養投与計画が必須である．

以上の研究成果をもとに臨床での栄養管理を効果的に行うには，医師，栄養士，看護師などの多職種連携，NSTと褥瘡対策チームの協働が不可欠である．

症例提示

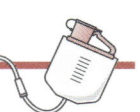

院外で発生した仙骨部褥瘡患者の栄養・褥瘡管理

70歳代男性．前頭葉皮質下出血のため入院．仙骨部の持ち込み褥瘡（D4-e3s9I9G6N3P9：39点：図3）あり．創面に黄色壊死組織が付着し，発熱もあり，創感染が疑われた．入院時BMI 16.1，Alb 2.4 g/dL，CRP 4.04 mg/dLであり，CD（clostridium difficile）トキシンによる水様便が持続していた．

【栄養・褥瘡管理】

入院直後，下痢・熱発のため経管栄養を中止し，高カロリー輸液と脂肪乳剤を併用したTPN（total parenteral nutrition：中心静脈栄養）管理とした．褥瘡の局所治療にはスルファジアジン銀含有クリームを用い，毎日創洗浄した．

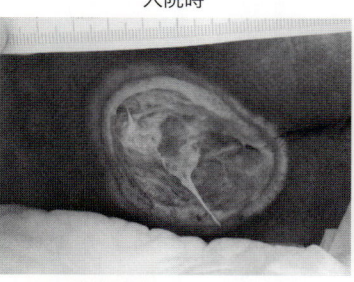

入院時　　　　　　　　転院時（7週後）

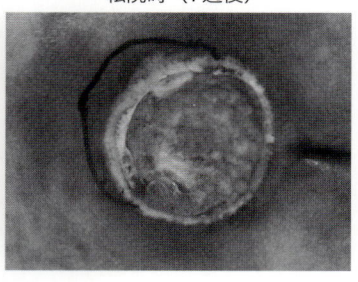

図3●症例の経過
カラーアトラス図3参照（p.9）．

※2：病態特異的栄養療法（disease-specific nutritional support）
エネルギー，蛋白質，アルギニン，亜鉛，ビタミンA，C，Eなどの混合投与．

下痢便による創汚染防止のため，ポリウレタンフィルムにより創を保護した．

3週目，抗菌薬投与により下痢が改善し，成分栄養剤による経管栄養を再開した．褥瘡の壊死組織は徐々に減少したが，肉芽は白っぽく，脆弱であった．局所治療は継続した．

5週目，再度発熱し，一時PPN（peripheral parenteral nutrition：末梢静脈栄養）管理としたが，翌週より経管栄養を再開できた．徐々に投与量が増え，エネルギー40 kcal/kg，蛋白質1.4 g/kgを摂取でき，栄養指標も改善傾向を示した．しかし，褥瘡の肉芽内に出血が確認され，経腸栄養時の頭側挙上による創圧迫が原因と考えられた．経鼻チューブ留置先を十二指腸まで延ばすことで，経腸栄養時の頭側挙上を最小限にし，圧迫・ずれを防止でき，創の悪化を防ぐことにつながった．

7週目，再度発熱し，Alb 3.0 g/dL，CRP 5.42 mg/dLで転院となった．褥瘡にはクリティカルコロナイゼーション[※3]様の不良肉芽があるものの，創サイズは確実に縮小し，D4-e3s8i0G5N3P9：28点であった（**図3**）．

【褥瘡が改善した原因】

くり返す発熱と下痢に合わせ栄養投与ルートを頻繁に変更しながら，一定の栄養投与量を維持できていた．また褥瘡回診チームに栄養士が参加することで，「下痢の対処と創汚染防止」，「栄養投与ルート変更と体圧分散」など全身管理と局所管理の連携がとれ，褥瘡部と栄養状態の改善につながった．

COLUMN

褥瘡の肉芽色と栄養

褥瘡の肉芽色は貧血や低栄養，糖尿病などの影響を受けるため，創部の栄養評価指標，栄養管理効果のモニタリング指標として活用できる．良好な肉芽は，鮮紅色や牛肉色を呈し，不良肉芽はピンク～白色を呈する．また凸凹や出血しやすい肉芽も不良である．最近では，創写真を画像解析し，色を定量化する手法も開発されている[11]．

※3：クリティカルコロナイゼーション
創感染に移行しそうな状態であり，感染徴候はないが，治癒が遅延した状態．抗菌薬を使用すると臨床的改善が得られる．

参考文献

1) 日本褥瘡学会　学術教育委員会　ガイドライン改訂委員会：褥瘡予防・管理ガイドライン（第3版）．褥瘡会誌，14 (2)：165-226, 2012
2) 「DESIGN」重症度分類と経過評価のツール(DESIGN-R含む)．日本褥瘡学会ホームページ：http://www.jspu.org/jpn/support/design.html
3) NPUAP and EPUAP：Guidelines for Pressure Ulcer Prevention and Treatment. Clinical Practice Guideline. NPUAP, Washington DC, 2009
4) Iizaka, S., et al.：The impact of malnutrition and nutrition-related factors on the development and severity of pressure ulcers in older patients receiving home care, Clin Nutr, 29 (1), 47-53, 2010
5) Iizaka, S., et al.：Serum albumin level is a limited nutritional marker for predicting wound healing in patients with pressure ulcer：Two multicenter prospective cohort studies, Clin Nutr, 30 (6), 738-745, 2011
6) Iizaka, S., et al.：Estimation of protein loss from wound fluid in older patients with severe pressure ulcers, Nutrition, 26 (9), 890-895, 2010
7) Ohura, T., et al.：Evaluation of effects of nutrition intervention on healing of pressure ulcers and nutritional states (randomized controlled trial), Wound Repair Regen, 19 (3), 330-336, 2011
8) Cereda, E., et al.：Energy balance in patients with pressure ulcers：a systematic review and meta-analysis of observational studies, J Am Diet Assoc, 111 (12), 1868-1876, 2011
9) Iizaka, S., et al.：Estimation of protein requirements by nitrogen balance for older hospitalized patients with pressure ulcers according to wound severity in Japan, J Am Geriatr Soc, 60 (11), 2027-2034, 2012
10) Cereda, E., et al.：Disease-specific, versus standard, nutritional support for the treatment of pressure ulcers in institutionalized older adults：a randomized controlled trial, J Am Geriatr Soc, 57 (8), 1395-1402, 2009
11) Iizaka, S., et al.：Concurrent validation and reliability of digital image analysis of granulation tissue color for clinical pressure ulcers, Wound Repair Regen, 19 (4), 455-463, 2011

10 認知症患者の栄養管理

梅垣宏行

Point

- 認知症患者では体重減少をきたすことが多く，症状を訴えることもうまくできないことが多いため，少なくとも月に1度は体重を測定し体重の変化に注意をすることが必要である
- 認知症患者の栄養不良には多くの要因がある
- 重度の認知症患者への経管栄養についてはさまざまな意見があり，慎重に適応を判断することが求められる

1 認知症患者の特徴

　認知症とは後天的な脳の障害によって起こった認知機能低下によって，日常生活に支障をきたすようになった状態をいう．

　認知症患者では，体重減少をきたすことが多い．体重減少は，認知症の発症以前にも起こるという報告もあり経過中のいつでも起こりうるが，症状が進行した状態でより起こりやすい[1]．また，自分からの訴えがうまくできない場合が多い．そのため，認知症患者では**少なくとも月に1度は体重を測定し体重の変化に注意をする**ことが必要である．

2 認知症の原因疾患

　認知症には多くの原因疾患が存在するが，頻度が高いのは，Alzheimer型認知症（Alzheimer's disease：AD），脳血管性認知症（vascular dementia：VD），Lewy小体型認知症（dementia with Lewy bodies：DLB），前頭側頭型認知症（frontotemporal dementia：FTD）であり，認知症のほぼ9割がこれらの疾患によると考えられる．

1）Alzheimer 型認知症（AD）

　　老人斑と神経原線維変化という2つの特徴的な病理変化が脳に蓄積することによって起こる認知症である．認知症の原因疾患のなかで最も頻度が高く，約半数がこの疾患によると考えられている．はじめに物忘れが目立つことが多く，特に最近の出来事を忘れやすくなる．病状が進むと，空間認知の障害や失行・失認が顕在化してくる．また経過中には，抑うつや妄想，攻撃性，徘徊，昼夜リズムの変調などを合併することも多い．ADでも比較的早期から嚥下機能の異常が生じることが報告されているが[2]，病初期には軽微な障害であることが多く，嚥下が臨床的に問題になることは比較的少ない．しかしながら，病期の進行とともに，失行や失認，空間認知障害によって食事の摂取に問題が生じ，摂食に介助が必要になることが多くなる．このような時期には，口の中にいつまでも食物をためている，いつまでも咀嚼を続けるなどの口腔期（食塊を舌によって咽頭へ送り込む）の障害がはじまり，やがて嚥下開始の遅延，咽頭期（食塊を咽頭から食道へ送り込む）の障害などが起こる．

2）脳血管性認知症（VD）

　　VDとは，脳血管障害に関連して出現する認知症を総称したものである．頻度としてADの次に多い認知症である．ADでは徐々に進む物忘れが目立つことが多いが，VDでは思考の緩慢さや計画性の障害（実行機能障害），自発性の低下などが目立つことが多い．精神症状は動揺しやすく，興奮やせん妄，抑うつを伴いやすい．脳血管障害を基盤としているため摂食・嚥下障害を合併しやすいので注意が必要である．

3）レビー小体型認知症（DLB）

　　DLBは，大脳皮質や皮質下にLewy小体が蓄積することによって出現する認知症である．原因疾患の頻度として3番目に多く，認知症全体の20％前後を占めるとされる．DLBは，注意力や覚醒の著しい変動に伴う認知機能の動揺があることが多い．また，具体的な幻視がくり返し起こることが特徴とされる．さらに，パーキンソニズムを合併することが多く，筋固縮や寡動を認める．病初期から空間認知の障害も強い場合が多い．Parkinson病と同様に，病期の進行とともに口腔，咽頭，食道の機能不全を生じやす

く，摂食・嚥下障害を伴いやすい．また，注意力の変動に伴い注意力の低下がよく起こるが，その場合には食事への集中ができず，さらに空間認知の障害によって自食機能に問題を生じることも多い．

4）前頭側頭型認知症（FTD）

FTDは，前頭葉，側頭葉の萎縮によって起こる認知症である．病識は欠如し，反社会的・脱抑制的な行動をとりやすい．また，自発性の低下が目立つこともある．同じ道順での周遊や同じ物を食べ続ける（甘い物が多い）などの常同的な行動も目立つ．また，生活リズムが時刻表的に画一化されることも多い．病初期には，食欲の増進がみられることもある．また，十分に咀嚼をしないままに口の中に食物を詰め込みがちで，窒息の原因にもなりうる．

3 認知症患者の栄養管理における注意点と対応

認知症患者では認知機能以外にも多くの問題が原因となるため[3]，栄養管理上さまざまな注意が必要である（表）．

1）嚥下障害

特にVDの患者では，基礎にある脳血管障害のために嚥下障害を伴いやすい．前述したように他の認知症でも，程度の差はあるものの嚥下機能の低下が合併していることが多く，認知症の症状の進行とともに顕在化してくることが多い．**食後に，咳き込みや湿性嗄声が出現していないかに注意する．**

食事の形態や食事時の姿勢などに配慮し，1回に口の中に入れる食物の分量やペースにも工夫が必要な場合もある．

2）失行，失認，空間認知障害

運動機能障害のためではなく，高次機能の障害によって上手に目的にあわせた随意運動ができなくなることを失行という．認知症患者では失行によって食器などをうまく使えなくなることも多い．また，同じく高次機能の障害の1つである失認（対象物を認知できない）や空間認知の障害によっ

表● 認知症患者の栄養管理における注意点と対応

1）嚥下障害
・特に VD 患者で嚥下障害を伴いやすい
・認知症の症状の進行とともに顕在化してくる
→食後に，咳き込みや湿性嗄声が出現していないかに注意する
→食事の形態や食事時の姿勢などに配慮する
→1 回に口の中に入れる食物の分量やペースを工夫する

2）失行，失認，空間認知障害
・食器などをうまく使えなくなる，認識できなくなる
→食事用具や食器の位置を認知しやすい場所に変える
→食器の数を減らして一品ずつ提供したりワンプレートで提供する

3）食事の姿勢
・進行した認知症患者では，姿勢の保持が困難になることが多く，姿勢の問題によって嚥下の問題が生じる
→できるだけ頭部と体幹が正立できるように椅子や背もたれ・クッションなどをうまく利用する

4）集中力
・昼夜リズムの逆転や，薬物の影響による日中の嗜眠がある場合，適切な量の食事を摂取することが困難になる
・認知症患者は，注意がほかにそれやすく，さらに記銘力障害のために自分が食事をしていることを忘れてしまうこともある
→食事への注意を維持できるような環境を整える

5）幻視・妄想
・幻視・妄想が摂食の障害になる
・特に DLB の患者で多い
→DLB の幻視は錯視が原因になっている場合もあり照明などへの配慮が有効な場合がある
→コリンエステラーゼ阻害薬が有効な場合や，パーキンソニズムに対する抗 Parkinson 薬が原因のこともあるため薬剤の見直しを行う

6）嗜好の変化
・従前とは食事の嗜好が変化する
・特に FTD 患者で多い
→食事の嗜好を把握し，それを取り入れた食事の提供も考える

7）食事の速度
・一度に口に入れる食事の量の判断がつかなくなり，大量の食事を一度に口に入れ，十分に咀嚼をしないで嚥下する
・特に FTD 患者で多い
・低栄養だけでなく窒息の原因にもなりうる
→食事は前もって少量ずつに切り分け見守りや介助をする

8）抑うつの関与
・食欲の低下は，抑うつの症状である可能性もある
・認知症患者には抑うつが伴いやすい
→抑うつの評価を行い，必要に応じて適切な治療をする

9）薬剤の副作用
・嚥下障害や摂食障害は，抗精神病薬や抗うつ薬の副作用としても起こりうる
→定期的に服用薬剤を見直す

て，食器などをうまく認識できないことも起こる．

　食事用具や食器の位置を患者の認知しやすい場所に変えたり，食器の数を減らして一品ずつ提供したり，ワンプレートで提供するなどの工夫が有効なことがある．

3）食事の姿勢

Steele らによるナーシングホームでの観察では，35％の入所者に食事時の姿勢に問題があるとされた[3]．より進行した認知症患者では，姿勢の保持が困難になることが多く，姿勢の問題によって嚥下の問題が生じることも稀ではない．

極端な後屈や前屈にならないよう，できるだけ頭部と体幹が正立できるように椅子や背もたれ・クッションなどをうまく利用する工夫をすべきである．

4）集中力

昼夜リズムの逆転や，薬物の影響による日中の嗜眠がある場合には，適切な量の食事を摂取することが困難になりやすい．

また，認知症患者は注意が容易にほかにそれやすく，さらに記銘力障害のために自分が食事をしていることを忘れて食事の摂取を中止してしまうような場合もある．周囲の人やテレビなどによって注意の維持が困難になるために食事に集中できないような場合もみられる．

できるだけ，**食事への注意を維持できるような環境を整える**ことが求められる．

5）幻視・妄想

食べ物のなかに異物が入っているなどの幻視・妄想が摂食の障害になる場合もありうる．特にDLBの場合には，例えばふりかけが虫に見えるなどの幻視があり摂食を拒否するようなこともある．DLBの幻視は錯視が原因になっていることもあり照明などへの配慮が有効な場合もある．また幻視・妄想は，コリンエステラーゼ阻害薬が有効な場合やパーキンソニズムに対する抗Parkinson薬が原因のこともあるため，薬剤の見直しも必要であろう．

6）嗜好の変化

認知症患者では，従前とは食事の嗜好が変化することもよく経験される．甘みのある物への嗜好が強くなることがよくあり，特にFTDにおいて顕著にその傾向がみられる．

患者の食事の嗜好を把握し，それを取り入れた食事の提供も考慮されるべきである．

7）食事の速度

特にFTDの患者では一度に口に入れる食事の量の判断がつかなくなり，大量の食事を一度に口に入れ十分に咀嚼をしないで嚥下することがよくみられる．

低栄養のみでなく窒息の原因にもなりうるため，食事は前もって少量ずつに切り分け見守りや介助をする必要がある．

8）抑うつの関与

食欲の低下は，抑うつの症状である可能性もある．認知症患者は抑うつを伴いやすい[4]．認知症患者に食欲低下がみられた場合には抑うつの評価を行い，必要に応じて適切な治療をすることが食事摂取の増加につながることもしばしば経験される[5]．

9）薬剤の副作用

嚥下障害や摂食障害は，抗精神病薬の副作用としても起こりうる．認知症に伴う行動・心理症候（behavioral psychological symptoms with dementia：BPSD）は，従来「問題行動」，「周辺症状」などともいわれてきた．BPSDはその症状自体が摂食・栄養上の問題を引き起こしうるが，抗精神病薬が特に不穏や攻撃的な行動などのBPSDに対して処方されることも多く，薬剤の副作用でも嚥下障害・摂食障害が起こりうるため注意が必要である（症例提示参照）．

また，認知症には抑うつが合併することも少なくないため，抗うつ薬の処方を受ける場合もある．抗うつ薬のなかには消化器系の副作用として食欲低下をきたしたり，抗コリン作用によって口内乾燥が生じるものもある．そのために摂食・嚥下障害が起こることもあり，**定期的な服用薬剤の見直しが必要**である．

4 認知症患者における経管栄養

認知症患者の栄養管理のために，経管栄養が考慮されることがある．重度の認知症患者への経管栄養についてはさまざまな意見があり，慎重に適応を判断することが求められる．一般に，重度の認知症患者に対して経管

栄養を考慮する場合に期待されることとしては，栄養状態を改善することや誤嚥を減らすことなどがあげられると思われる．しかしながら，これまで認知症患者に対する経管栄養には，これらに対する効果についての明確なエビデンスが存在しない[6]．したがって，現在の認知症疾患治療ガイドライン2010[7]には，「重度認知症の栄養障害治療のための経管栄養には，栄養改善，褥瘡予防，誤嚥性肺炎を減らす，生存期間を延長するなどのエビデンスはない．そのようなこともあって，まずは介護者による経口摂取の可能性を追求すべきである（グレードC1）」と記載されている．

経管栄養の継続のために何らかの身体抑制が必要な場合には，抑制をすることと経管栄養の継続のメリットとデメリットについては慎重に判断されるべきであろう．最近の報告では，高度の認知症患者への経管栄養は褥瘡の予防や治癒促進につながっておらず，むしろ悪化させる可能性も指摘されている[8]．一方で，嚥下機能低下によって強くむせることが多く，嚥下そのものによる苦しみを味わうことになる例では，経管栄養によって恩恵を受ける場合もあると思われる．

認知症患者では，自ら治療手段への決定の意思を表明できない場合が多いため，家族などへの十分な情報提供と話し合いが必要となる．

症例提示

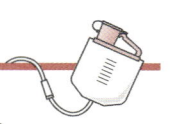

薬剤の変更とともに食欲が低下した認知症患者

認知症のためグループホームに入所中の70歳代女性．

【病　歴】

それまで，基本的な日常生活はほぼ自立し食事の摂取も良好であった．入所以前に夜間の不穏などがみられた時期があり，抗精神病薬が処方されていた．しかし，最近は落ち着いていたために同薬が中止された．その3日後より嘔吐をくり返し，食思も不振となった．活動性が低下し，ほぼ寝たきりとなったため，当院外来を紹介受診，同日入院した．

【診断・治療】

抗精神病薬の中止に伴う悪性症候群と診断され，元の内服薬の再開を含めた投与薬の調整により通常食を全量摂取できるようになり，徒歩で退院した．

薬剤の作用そのものの副作用だけでなく，容量変更や中止に伴う副作用が摂食不良の原因となることもあり，注意が必要と再認識させられた症例である．

参考論文

1) Wolf-Klein, G. P. & Silverstone, F. A.：Weight loss in Alzheimer's disease：an international review of the literature. Int Psychogeriatr, 6 (2)：135-142, 1994
2) Priefer, B. A., & Robbins J.：Eating changes in mild-stage Alzheimer's disease：a pilot study. Dysphagia, 12 (4)：212-221. 1997
3) Steele, C. M., et al.：Mealtime difficulties in a home for the aged：not just dysphagia. Dysphagia, 12 (1)：43-50, 1997
4) Rovner, B. W., et al.：Depression and Alzheimer's disease. Am J Psychiatry, 146 (3)：350-353, 1989
5) Volicer, L.,：Treatment of depression in advanced Alzheimer's disease using sertraline. J Geriatr Psychiatry Neurol, 7 (4)：227-229, 1994
6) Finucane, T. E.,：Tube feeding in patients with advanced dementia：a review of the evidence. JAMA, 282 (14)：1365-1370, 1999
7)「認知症疾患治療ガイドライン2010」（日本神経学会/監，認知症疾患治療ガイドライン作成合同委員会/編），医学書院，2010
8) Teno, J. M., et al.：Feeding tubes and the prevention or healing of pressure ulcers. Arch Intern Med, 172 (9)：697-701, 2012

第2章 各種疾患における高齢者の特徴と栄養管理

11 脳血管障害患者の栄養管理

巨島文子

Point

- 脳血管障害患者は栄養学的なリスクを有しており,病期に応じた栄養管理を行う
- 嚥下障害を高率に合併し低栄養と脱水をきたすため,嚥下機能の評価と対応を行う
- 適切な人工栄養により合併症が減少して治療効率が上昇する

はじめに

　脳血管障害とは**脳梗塞,脳出血,くも膜下出血**などの総称である.2011年度,脳血管障害は日本人の死亡原因の第4位であり,再発予防と治療が重要である[1].生活習慣の改善,危険因子の管理,確実な薬物治療を要する.危険因子としては,**高血圧,糖尿病,脂質異常症,喫煙,心房細動,過量飲酒**などがあり,最近はメタボリックシンドロームも注目されている.脳血管障害患者は栄養学的なリスクを有しており,病期に応じて適切な栄養アセスメントを実施する必要がある[2].

　脳血管障害患者は**嚥下障害**を高率に合併し,低栄養と脱水をきたしやすい.栄養障害に陥ると,死亡率,機能障害ともに増大し,転帰も不良となる[3].また,摂食・嚥下障害が存在すると,存在しない群に比して肺炎の罹患率は3倍となる.さらに,誤嚥が認められる群では,11倍と高率に肺炎をきたす[4].嚥下機能は経口摂取による食事の楽しみを支えるとともに,消化管を利用することで腸管免疫機構を保持し,咽頭異物排除機構として気道を防護する.嚥下障害の評価を行い人工栄養の適応について検討し,適切な栄養管理を行うと合併症が減少して脳血管障害の治療効率が上昇する.脳血管障害患者には,栄養サポートチーム(nutrition support team:NST)による栄養管理が推奨される[5].

1 急性期の栄養病態とアセスメント

1）栄養病態

　　入院時，急性期の脳血管障害患者の8～62％はすでに栄養障害をきたしている[6]．また，脳血管障害患者の40～60％で嚥下障害が認められ，嚥下障害は誤嚥性肺炎，栄養障害，脱水の原因となる[7]．

　　また，ストレス，感染症などの合併により，代謝は亢進する．特にくも膜下出血の患者では異化亢進状態にあることが多い[8]．

2）栄養管理計画

- 入院時には脳血管障害発症前の病歴，特に嚥下機能や経口摂取状況，体重の変化に注意して，身体所見，血液検査などの情報を収集し，栄養状態の評価を行う．原疾患とその発症様式とともに危険因子を確認する．
- 嚥下障害の有無を確認し，重症度とその嚥下動態を調べ，予後予測をする．医療面接，診察，責任病巣を考慮したスクリーニングテスト（反復唾液嚥下テスト，水飲みテスト，嚥下誘発テスト，頸部聴診法など）を行い，必要に応じて嚥下造影検査，嚥下内視鏡検査を行う．嚥下機能は加齢や高次脳機能障害などの影響も受けるので注意する．
- 嚥下障害のリハビリテーションや手術療法などの治療方針を決定し，嚥下機能に応じて無理なく安全に摂取することが可能な食事量と食形態を検討する．**誤嚥予防，口腔ケア，段階的食事療法**（図1）を施行する．

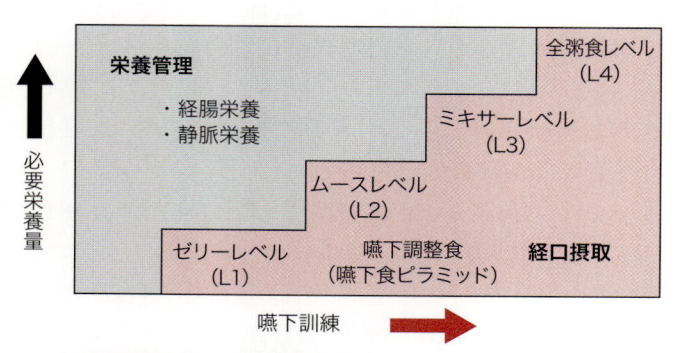

図1 ●段階的食事療法と栄養管理の例

・人工栄養を考慮し，栄養状態を良好に維持する[9]．

3）栄養投与量

・脳血管障害患者では栄養療法の処方内容，投与量，投与アクセスは病期・病態に応じて設定する．基本情報に基づき，水分必要量・基礎エネルギー消費量・総エネルギー必要量を算出する．ADLにより活動係数が，感染症などの合併症により傷害係数が変化する．各種ビタミン，微量元素の補給にも注意する[2]．

4）人工栄養の適応

・栄養管理の治療方針としては**ASPEN**（American Society for Parenteral and Enteral Nutrition）のガイドラインに従う[9]．基本的に消化管が安全に使用できれば，経腸栄養を行う．経腸栄養は静脈栄養と比べて生理的な栄養管理法であり，腸管免疫機構を保つことができる（図2）．

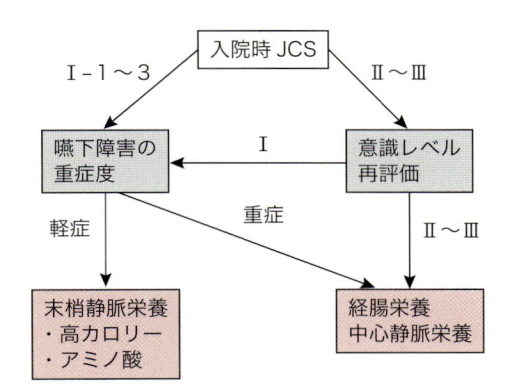

図2 ● 脳血管障害の栄養管理方針

脳梗塞急性期には嚥下障害を高率に合併するため，早期から栄養管理を実施する．JCSがⅠレベルでは，3か月以内に75〜80％の症例が食形態を選べば経口摂取が可能となる．嚥下動態に即した訓練で経口摂取可能となり，実際に適切な訓練で2週間以内に経口摂取が可能となる症例が多い．この場合，早期からの段階的食事訓練を開始し，嚥下訓練の妨げとなる持続的経腸栄養を避けて末梢静脈栄養を選択する．輸液と経口摂取量が栄養必要量に満たない場合には栄養状態が悪化するので，末梢静脈栄養には可能な限りブドウ糖とアミノ酸を含有した電解質液を使用する．
また，JCSがⅠでも嚥下障害が重症の場合には経腸栄養や中心静脈栄養が選択される．JCSがⅡ以上の意識障害症例では，早期から経腸栄養や中心静脈栄養を実施する．なお1カ月以上の長期にわたり経腸栄養が必要な場合には経皮内視鏡下胃瘻造設術（percutaneous endoscopic gastrostomy：PEG）が推奨される．
文献10より作成．

- JCS II 以上の**意識障害症例**,**重症の嚥下障害例**(Wallenberg症候群など)では,早期から経腸栄養を施行する〔**ESPEN**(The European Society for Clinical Nutrition and Metabolism)ガイドラインA〕[2]．
- 経管栄養は,確実な薬物投与を行う上で有用である．
- 脳浮腫による嘔吐などがみられるときには栄養剤の注入は中止し,GFO(glutamine fiber oligosaccharide)療法などで腸管免疫機能の維持を図る．

2 慢性期の栄養病態とアセスメント

1)栄養病態

　　脳血管障害では,急性期を過ぎると,本格的な訓練を実施する回復期リハビリテーションに移行する．集中的な訓練が終了すると,自宅や施設などで生活する慢性期となる．脳血管障害発症後1カ月の低栄養患者の頻度は高く(35%),6カ月後でも40%の患者の食事摂取に問題があり,22%の患者に**低栄養**がある[11,12]．栄養障害は**ADLの低下,感染症罹患率の増加**につながる．さらに目標とするADLの達成を困難とし,入院日数,介助量,医療費の増加をもたらす．意識レベル,ADLにより治療方針や運動量,必要栄養量が異なるため,各症例ごとに個別の栄養管理を要する．嚥下障害の合併があればその評価を行い,嚥下機能やADLに併せた人工栄養を考慮し,栄養状態を維持して感染症の予防を図る．栄養管理により全身状態の安定,再発の予防,合併症の軽減が期待できる．

2)栄養管理計画

- 回復期リハビリテーションでは活動係数を1.2としても体重の減少や上腕筋囲比(%AMC)が低下する症例が多く,必要エネルギーを活動係数1.4にして算出し,治療効率を向上させる試みがある[13]．
- 筋力増強を図るリハビリテーションのためには,必要十分な熱量や少なくとも1.2 g/kg以上の蛋白質を投与する．
- 慢性期に療養生活をする場合には運動量は少なく,加齢に伴い潜在的な耐糖能の低下,蛋白合成率の低下が認められる．体蛋白の減少と体脂肪率の上昇が認められるため,基礎代謝率の低下に伴うエネルギー需要の減少を考慮する．

- 慢性期では全身状態が安定しており，急性期に誤嚥のエピソードなどで絶食となっている患者に対して経口摂取を再開するためにもう一度スクリーニングから再評価に取り組むよい時期である．
- 慢性期では食事が可能となっても嚥下障害を認める症例があるため，十分な誤嚥予防を要する[7]．

3）胃瘻・腸瘻栄養法

- ESPENのガイドラインでは2～3週，ASPENやJSPEN（Japanese Society for Parenteral and Enteral Nutrition）では1ヵ月以上経腸栄養が必要な場合にはPEG（percutaneous endoscopic gastrostomy：経皮内視鏡下胃瘻造設術）が推奨されている．
- 栄養剤を半固形化することにより便通コントロールとGERD（gastro-esophageal reflux disease：胃食道逆流症）の予防が期待でき，注入時間が短縮される．

症例提示

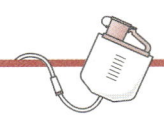

球麻痺をきたした脳梗塞の栄養管理

【診断】 1 脳梗塞（延髄外側梗塞：Wallenberg症候群） 2 嚥下障害

症例：70歳代女性．既往歴：高血圧，糖尿病

脳梗塞（右延髄外側）と診断され入院した．嚥下障害，構音障害（嗄声）を合併し，失調症状，巧緻運動障害を認めリハビリテーションが開始された．スクリーニングでは反復唾液嚥下テスト3回，改訂水飲みテスト3．嚥下内視鏡検査，嚥下造影検査にて右咽喉頭麻痺，声帯麻痺，食道入口部開大不全および誤嚥がみられた．健側（左側）咽頭通過を図るため，右への頸部回旋や体幹角度15度の左一側臥位の姿勢調整，2mLからの冷水嚥下訓練を開始した．

【NSTで検討した対応策】

入院時に唾液誤嚥があり，絶食として排痰・呼吸指導による誤嚥予防を行い，持続的経鼻経管栄養を開始．初回検査後，姿勢調整下での飲水訓練を開始した．経鼻チューブを挿入したままで姿勢調整をすると麻痺側咽頭にチューブが移動して訓練の妨げになった．そのため，嚥下訓練と栄養管理の目的で間欠的

口腔カテーテル栄養（IOC）を開始した．自力でのチューブ挿入が可能であり，チューブフリーで姿勢調整下での訓練が可能となった．嚥下調整食の摂取量に併せて，必要栄養量の不足分を経腸栄養で補った．その後，姿勢調整が解除され，自力での摂取が可能となった．ミキサー食を開始して食事量が安定した後は，栄養剤の経口摂取を開始して徐々に経腸栄養を離脱した．嚥下造影検査による再評価後，全粥や軟菜食を開始．経過中，嚥下調整食のつくり方の指導や高血圧や糖尿病に関する栄養指導を行い，自宅退院した．

【本症例のポイント】

　脳血管障害では水分には増粘剤を使用し嚥下開始食はゼリーが適切な症例（偽性球麻痺）が多いが，球麻痺のように咽喉頭麻痺がある場合，代償法を用いて**流動性が高く誤嚥時のリスク管理がしやすい水を用いて訓練を実施すると有用なことがある．一般的な段階的嚥下訓練の順序（嚥下食ピラミッド）と異なることに注意する**．

COLUMN

経腸栄養法

① 間欠的口腔カテーテル栄養法（Intermittent oral catheterization：IOC）

- 口から食道（IOE）もしくは胃（IOG）に栄養チューブを自分で挿入して（飲み込んで）栄養剤を注入する方法．嚥下障害が存在し，一時的に経口摂取が不良な場合で，理解力が十分あり，自己挿入が可能である症例には有用である．注入時以外はチューブフリーであり，嚥下訓練の妨げにならない．嚥下障害例では**チューブ飲み訓練**として行うことができる．留置チューブによる咽頭腔内の汚染が少ないなどの利点がある．

注意点

- 咽頭刺激による強い嘔吐反応や食道の基質的な異常は，栄養チューブの挿入を困難にする．また，吃逆をきたすこともある．
- 栄養チューブの先端位置の確実な確認が困難である．
- 栄養チューブ挿入中は唾液の誤嚥に注意が必要である．

② 経鼻胃経管栄養法

- 合併症の軽減には，できるだけ細いチューブ（8〜12 Fr以下）を用いる．ガイドワイヤーや頸部回旋（挿入側の鼻孔と反対側へ頸部を回旋）を用いると挿入が容易である．

注意点

- 不快感が強く，事故抜去が起こりやすい．また，鼻咽腔の潰瘍形成，逆流性食道炎などの合併症がある．さらに，チューブ周囲の汚染は呼吸器感染症の罹患率を上昇させる．
- 経鼻胃経管栄養施行時の誤嚥発生率は高い．

参考文献

1) 「脳卒中治療ガイドライン」（篠原幸人 ほか／編），共和企画，2009
2) 三原千恵 ほか：Topic 25 神経疾患における栄養サポート．「特集：ESPEN-LLLに学ぶ（後編）」，静脈経腸栄養，26（3）：899-915，2011
3) FOOD Trial Collaboration：Poor nutritional status on admission predicts poor outcomes after stroke：observational data from the FOOD trial. Stroke, 34（6）：1450-1456, 2003
4) Martino, R., et al.：Dysphagia after stroke：incidence, diagnosis, and pulmonary complications. Stroke, 36（12）：2756-2763, 2005
5) 巨島文子：神経疾患の嚥下障害　脳梗塞について．嚥下医学，1：49-53，2012
6) Martineau, J., et al.：Malnutrition determined by the patient-generated subjective global assessment is associated with poor outcomes in acute stroke patients. Clin Nutr, 24（6）：1073-1077, 2005
7) Mann, G., et al.：Swallowing function after stroke：prognosis and prognostic factors at 6 months. Stroke, 30（4）：744-748, 1999
8) Esper, D. H., et al.：Energy expenditure in patients with nontraumatic intracranial hemorrhage. JPEN J Parenter Enteral Nutr, 30（2）：71-75, 2006
9) ASPEN Board of Directors and the Clinical Guidelines Task Force：Guidelines for the use of parenteral and enteral nutrition in adult and pediatric patients. JPEN J Parenter Enteral Nutr, 26（1 Suppl）：1SA-138SA, 2002
10) 巨島文子：脳血管障害　慢性期の栄養管理．「疾患と病態別の栄養管理」（東口髙志／編），p.317，医薬ジャーナル社，2008
11) Poels, B. J., et al.：Malnutrition, eating difficulties and feeding dependence in a stroke rehabilitation centre. Disabil Rehabil, 28（10）：637-643, 2006
12) Brynningsen, P. K., et al.：Improved nutritional status in elderly patients 6 months after stroke. J Nutr Health Aging, 11（1）：75-79, 2007
13) Finestone, H. M., et al.：Measuring longitudinally the metabolic demands of stroke patients：resting energy expenditure is not elevated. Stroke, 34（2）：502-507, 2003

参考図書

- 「よくわかる嚥下障害 改訂第3版」（藤島一郎／編著），永井書店，2012
- 「摂食・嚥下リハビリテーション」（金子芳洋，千野直一／監，才藤栄一 ほか／編），医歯薬出版，1998

第2章 各種疾患における高齢者の特徴と栄養管理

12 Parkinson病などの神経変性疾患患者の栄養管理

片多史明

Point

- 神経変性疾患の診療では，病態と病期をふまえた適切な薬物療法，栄養管理，リハビリテーションが3本柱である．この3つを組合わせて実施することが相乗的な効果を生む
- Parkinson病患者は，重度の嚥下障害があっても食物へ手を伸ばす運動機能が保持されている場合があり，窒息のリスクが高い
- 筋萎縮性側索硬化症患者では，栄養摂取が不十分で栄養障害が進行した場合，筋肉量減少の速度が速くなり呼吸不全の進行を早めることになる．病状の進行をできるだけ遅らせるためにも，適切な栄養療法の実施が重要である

1 神経変性疾患とは

　神経系のなかで，ある特定の神経細胞群が徐々に変性していく疾患を総称して神経変性疾患と呼ぶ．代表的な神経変性疾患を**表1**に示す．いずれの疾患も進行性の経過をたどることが多い．神経変性疾患の病因や臨床経過は疾患により異なり，変性し障害される神経細胞群によりパーキンソニズム，筋力低下，不随意運動，認知機能低下などさまざまな症状が出現する．

　神経変性疾患の栄養管理の特徴として以下の4点がある．

> ① 神経変性に伴う機能障害が栄養状態悪化につながる
> ② 栄養状態悪化が神経変性の進行を加速させる
> ③ それぞれの神経変性疾患の病態に応じた栄養療法が重要
> ④ 神経変性の進行に伴い，病期に応じた栄養療法の見直しが必要

　神経変性疾患の診療では，良好なQOLをできるだけ長期にわたり維持し

表1 ● 代表的な神経変性疾患

パーキンソニズムを主症状とするもの
Parkinson病，多系統萎縮症，進行性核上性麻痺
運動ニューロン疾患
筋萎縮性側索硬化症
認知症を主症状とするもの
Alzheimer病，Pick病，びまん性Lewy小体病，大脳皮質基底核変性症
不随意運動を主症状とするもの
Huntington病
脊髄小脳変性症

ていくことが大きな目標となる．栄養療法単独でこの目標を達成することは困難である．病態と病期をふまえた適切な薬物療法，栄養管理，リハビリテーションが神経変性疾患の診療の3本柱であり，この3つを組合わせて実施することが相乗的な効果を生む．以下，代表的な神経変性疾患としてParkinson病，筋萎縮性側索硬化症の病態と栄養療法を解説する．

2 Parkinson病の栄養管理

1）Parkinson病とは

　Parkinson病とは，中脳黒質の神経細胞が変性，脱落することで，中枢神経系の神経伝達物質であるドーパミンの産生低下が起き，錐体外路系と呼ばれる運動調整経路に異常が生じる慢性進行性の神経変性疾患である．症状として**安静時振戦，筋強剛，寡動，姿勢反射障害**が出現し，これらはParkinson病の4主徴と呼ばれる．Parkinson病の治療の中心は，レボドパ，ドーパミン受容体刺激薬，ドーパミン放出促進薬，抗コリン薬などの薬物療法である．病期が進行した場合，認知機能低下，振戦増悪，食欲不振，嚥下障害，うつ，幻視などが出現する．

2）Parkinson病の栄養管理のポイント

　便秘，悪心・嘔吐，嚥下障害，寡動，不随意運動，うつ病，認知症，精神症状など，さまざまな症状が原因でParkinson病患者の栄養状態は悪化

する．それぞれの症状には，Parkinson病自体に起因するものと，Parkinson病の薬物療法の副作用であるものとがある（**表2**）．以下，Parkinson病患者の症状ごとに，その対応策と留意点を説明する．

① 便秘

腸管運動の低下，抗Parkinson病薬として用いられる抗コリン薬の副作用，身体運動量減少，水分摂取量減少，自律神経機能障害などにより便秘を発症する．便秘はParkinson病患者に高率で合併するため，すべての患者に対して便秘の有無を病歴聴取する．便秘がある場合，水分摂取量の確認と十分な水分摂取の指導，食物繊維の摂取量増加などの食事調整，定期的な運動の指導，緩下剤などの薬物療法を行う．

表2 ● 抗Parkinson病薬の栄養関連副作用

薬剤	副作用
レボドパ/カルビドパ レボドパ/ベンセラジド	悪心・嘔吐，食欲不振 便秘 起立性低血圧 不随意運動 混乱/精神症状（高用量の場合）
レボドパ/カルビドパ（徐放剤） ドーパミン受容体刺激薬 　ブロモクリプチン 　ペルゴリド 　ロピニロール 　プラミペキソール	通常製剤と同様だが，副作用の頻度は少なく，程度は軽い 悪心・嘔吐，食欲不振 便秘 起立性低血圧 不随意運動
アマンタジン	便秘 起立性低血圧 精神症状
MAO-B阻害薬 　セレギリン	レボドパの副作用の増強 重度の不眠 消化性潰瘍の増悪
抗コリン薬 　ベンズトロピン 　トリヘキシフェニジル	口渇 脱水 便秘 目のかすみ 尿閉 混乱

MAO-B：monoamine oxidase B（モノアミン酸化酵素B）
文献1より引用．

> **Pitfall**
> 高温環境と脱水は，抗Parkinson病薬の重篤な副作用の1つである悪性症候群の発症リスクを増大させる．Parkinson病患者に対しては，特に夏期には水分摂取を心がけるように患者指導を行わなければならない．

② 悪心・嘔吐

　悪心・嘔吐は①で述べた便秘の結果として生じることもあるが，レボドパやドーパミン受容体刺激薬など抗Parkinson病薬の副作用で生じることも多い．抗Parkinson病薬を追加変更した患者が，その後新たに出現した悪心・嘔吐を訴えている場合は，薬剤性の悪心・嘔吐を疑う．この場合，症状に応じて抗Parkinson病薬の内服調整を行う．抗Parkinson病薬内服前にドンペリドンを内服することで悪心が改善する場合もある．

③ 嚥下障害

　Parkinson病の病期の進行とともに，嚥下障害の頻度は高くなる．晩期Parkinson病患者の**約50％**に嚥下障害が合併するという報告もある．Parkinson病患者では運動症状の日内変動がみられることがあるが，嚥下障害の程度も日内変動する．食事の形態，水分につけるとろみなどは，日内変動のなかでも最も悪い時間帯の嚥下機能に合わせて調整する．重度の嚥下障害をもつ患者では，食物による窒息のリスクも高い．また，嚥下障害が進行した場合，抗Parkinson病薬の内服も困難になり，さらなる運動機能低下に陥る危険がある．Parkinson病患者にとっての経腸経路は，栄養摂取経路としてだけでなく運動機能維持に必須の薬剤服用経路としても重要である．重度の嚥下障害をもつ患者，特に**窒息の既往がある患者**には，遅滞なく胃瘻造設を行う必要がある．

④ 寡動，不随意運動

　Parkinson病の運動症状である寡動・無動や不随意運動は，食事摂取の妨げとなるだけではなく，買い物，調理，配膳といった食事の準備をも困難とする．抗Parkinson病薬の内服調整や，十分な食事摂取時間の確保，運動症状の安定した時間に簡単に摂取できるような間食の提供，ヘルパー・配食サービス導入などの環境調整が必要となる．また，不随意運動が激しい場合には運動量増加に伴って患者の必要栄養量が増加するため，留意が

必要である．

⑤うつ病，認知症，精神症状

　　Parkinson病患者の40％はうつ病を発症し，30％は認知症を発症するという報告がある．また，運動機能維持のために高用量の抗Parkinson病薬を内服中の患者では，高頻度に精神症状を合併する．うつ病，認知症，精神症状とも食欲低下を引き起こすため，Parkinson病患者の栄養療法において大きな問題となる．うつ状態が遷延し拒食が続く場合に，抗うつ薬治療と並行した短期的な経腸栄養実施により，うつ症状，栄養状態ともに改善する場合がある．

　　認知機能が低下した患者は，食事準備，食事摂取の能力が低下するため，低栄養に陥る危険が高くなる．内服調整だけでなく，環境調整，社会資源の導入が重要である．

3 筋萎縮性側索硬化症の栄養管理

1）筋萎縮性側索硬化症とは

　　筋萎縮性側索硬化症（amyotrophic lateral sclerosis：ALS）は，進行性の神経変性疾患である．大脳皮質，脳幹，脊髄の運動神経が障害され，顔面筋，四肢筋，呼吸筋などの筋萎縮と筋力低下をきたす．症状が進行すると，**球麻痺**による嚥下障害のため胃瘻造設が必要となる．唾液や口腔内分泌物の誤嚥もみられるようであれば，気管切開術，喉頭閉鎖術，喉頭全摘出術のいずれかの施行が検討される．また，呼吸筋麻痺による換気不全が問題となり，BiPAP（bilevel positive airway pressure：二相性気道陽圧）や人工呼吸器装着が選択される場合もある．いまだ根本的な治療法のない難病であり，将来的に予測される運動機能低下とその症状について患者・家族に十分時間をかけて説明し，多職種チームによるサポート体制を構築することが重要である．

2）筋萎縮性側索硬化症の栄養管理のポイント

　　以下，ALS患者の栄養管理について，人工呼吸器装着前後に分けて説明する．

① ALS 患者に対する栄養療法の意義

ALS 患者の栄養障害は，以下のようなさまざまな要因で起きる．

- 摂取栄養量の減少
  - 嚥下機能低下：ALS の病状進行に伴い，咀嚼や食塊送り込みが徐々に困難となる
  - 食欲低下　　：精神的苦痛やうつ，薬剤副作用に起因
  - 便秘　　　　：腹部や骨盤の筋力低下，身体活動制限，水分摂取量減少，食物繊維摂取量低下
- 必要栄養量増加
  - 呼吸筋の筋力低下，肺炎併発などで呼吸回数・呼吸努力が増加するため

栄養摂取が不十分で栄養障害が進行した場合，筋肉量減少の速度が速くなり，呼吸不全の進行を早めることになる．病状の進行をできるだけ遅らせるためにも，適切な栄養療法の実施が重要である．

② 経口摂取の留意点

嚥下機能が徐々に低下していくなかで，できるだけ長期間，安全に経口摂取を行うことが目標となる．発症早期から患者・家族に対し，食事形態などに関する情報提供を行うことが肝要である．

食事形態では，以下のポイントに留意する．

- きざみ食のようなばらばらになりやすいものは嚥下しにくい
  → ゼラチンや増粘剤などでまとまりやすい形態にする
- 水のように咽頭での落下スピードが速いものは誤嚥しやすい
  → 水分には適度なとろみをつける
- 付着性の高い食物（干し海苔，わかめ，菜葉など）
  → 咽頭壁に付着することで誤嚥の原因となるため，できるだけ避ける

③ 内視鏡下胃瘻造設のタイミング

形態に留意した食事でも頻回に誤嚥をくり返すようになり，食事摂取量

が減少，食事に要する時間が長くなった場合には，胃瘻造設術の施行を検討する．患者本人は食事摂取量減少を否定する場合もあるため，主介護者にも実際の食事量や食事に要する時間を確認することが重要である．

いよいよ経口摂取ができなくなり体重減少や低栄養が顕在化するまで経皮内視鏡下胃瘻造設術（percutaneous endoscopic gastrostomy：PEG）を待ってはいけない．栄養障害が進行すると，筋肉量減少のためALS自体の病状が急速に進行，呼吸機能も低下する．呼吸機能が低下するとPEG実施は困難になる．そのためアメリカ神経学会のガイドラインでは，**努力性肺活量（forced vital capacity：FVC）**が予測値の50％以上残存する時点で胃瘻造設を行うべきと推奨している．

④ 人工呼吸器装着後の留意点

人工呼吸器装着を行った場合，装着後も四肢の筋力低下と筋萎縮は年単位で緩徐に進行する．基礎代謝量減少に伴い必要栄養量は減少する．漫然と同じメニューの栄養療法を継続すると患者の体重が増加し，**肥満**に陥ることもある．そのため定期的な必要栄養量の見直しが必要となる．

症例提示

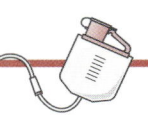

Parkinson病患者の窒息

【診断】1．誤嚥性肺炎　　2．Parkinson病　　3．認知症

70歳代男性．15年前にParkinson病と診断され，現在は介護付有料老人ホームに入居，神経内科外来に定期通院中であった．ADLは介助で歩行可能，食事はスプーンで自己摂取．認知症あり．半年ほど前から月に1～2回発熱し，経過観察のみでの解熱をくり返していた．妻や施設職員の話では，食事時のムセはないとのことであった．入院前日から発熱，喘鳴が出現．食事，内服とも困難になった．解熱せず，呼吸回数30回/分の頻呼吸となったため救急車で搬送．来院時血圧130/74 mmHg，心拍数100回/分，体温38.7℃，呼吸回数24回，SpO_2 94％（酸素3Lマスク）．聴診では右胸部でcoarse cracklesを聴取，胸部X線写真で右下肺野に浸潤影を認め，誤嚥性肺炎の診断で入院した．

【入院後の経過】

入院後の嚥下造影検査で，不顕性誤嚥が確認された．経鼻胃管からの経腸栄養を実施しながら，嚥下リハビリを実施．入院10日目，見舞いに訪れた妻がト

イレのためベッドサイドを離れた隙に，妻のバックの中にあったスーパーの寿司（妻が自分の昼食用に購入）を取り出して摂取．SpO_2モニタのアラームで訪室した看護師に，呼吸停止の状態で発見された．コードブルーが発令され，駆けつけた医師による緊急処置で呼吸状態は回復したが，処置中にマグロの寿司を窒息したことが明らかになった．低酸素による後遺症は残さず回復したが，PEGを実施することになった．

【本症例のポイント】

経過の比較的長いParkinson病患者の場合，嚥下障害合併を念頭におく必要がある．半年ほど前からの月1〜2回の発熱は，**不顕性誤嚥**が原因であった可能性が高い．脳血管障害患者の場合は，嚥下障害の程度と四肢の運動機能障害の程度の乖離が少なく，同様の窒息事故はほとんどない．一方でParkinson病患者の場合は，本事例のような重度の嚥下障害があるにもかかわらず食物に手を伸ばすことが可能な上肢機能が維持されていることがある．認知機能低下も合併すると，患者本人による食形態制限の遵守は期待できない．家族やその他の面会者に対し，どのように周知徹底を行うかNSTで検討を行うことになった．

参考文献

1）三原千恵 ほか：Topic 25 神経疾患における栄養サポート．「特集：ESPEN-LLLに学ぶ（後編）」，静脈経腸栄養，26（3）：899-915，2011
2）Cushing, M. L., et al.：Parkinson's disease：implications for nutritional care. Can J Diet Pract Res, 63（2）：81-87, 2002
3）Cameron, A., & Rosenfeld, J.：Nutritional issues and supplements in amyotrophic lateral sclerosis and other neurodegenerative disorders. Curr Opin Clin Nutr Metab Care, 5（6）：631-643, 2002
4）清水俊夫 ほか：呼吸器補助・経管栄養下のALS患者の必要エネルギー量の検討．臨床神経学，31（3）：255-259，1991
5）市原典子 ほか：ALSにおける嚥下障害の特徴と食事援助法．神経内科，58（3）：285-294，2003
6）片多史明：神経疾患の栄養療法の実際．「よくわかる臨床栄養管理実践マニュアル」（合田文則／編），全日本病院出版会，2009
7）片多史明：神経疾患．「新臨床栄養学 第2版」（馬場忠雄，山城雄一郎／編），pp.436-441，医学書院，2012

第2章 各種疾患における高齢者の特徴と栄養管理

13 誤嚥性肺炎患者の栄養管理

大類 孝

Point

- 肺炎は本邦の疾患別死亡の第3位になり,まさに現代病と言える
- 高齢者肺炎の大部分が誤嚥性肺炎である
- 低栄養のリスクの1つとして誤嚥が重要である
- 低栄養の改善のため抗誤嚥薬を用い長期にわたる経口摂取をめざす

1 誤嚥性肺炎の概要

　抗菌薬の開発が目覚ましい現在でも肺炎による入院および死亡者数は増加傾向にあり,厚生労働省の2011年度の報告によればついに脳血管障害を抜いて第3位になり,まさに現代病の様相を呈している.また,2010年度の人口動態統計によれば,肺炎による死亡者のなかで65歳以上の高齢者が占める割合は96.6％ときわめて高い.諸家の報告により異なるが,高齢者の肺炎のおよそ70％以上が誤嚥性肺炎であるといわれている（**図1**）[1]. 誤嚥（aspiration）とは,雑菌を含む唾液などの口腔・咽頭内容物,食物,稀に胃内容物を気道内に吸引することで,結果として生じる肺炎を広義の**誤嚥性肺炎**という.誤嚥性肺炎（広義）は,臨床上おおまかにaspiration pneumonia（通常の誤嚥性肺炎）とaspiration pneumonitis（誤嚥性肺障害：Mendelson症候群も含む）[※1]に分けられるが,両者はオーバーラップすることもある（**表1**）[2, 3]. いずれの病態も炎症が持続するため,高齢者の**低栄養**の一因となり得る.

　本稿では高齢者に多い通常の誤嚥性肺炎患者の栄養管理について解説する.

※1：aspiration pneumoniaは,不顕性誤嚥（無意識のうちに細菌を含む口腔・咽頭内容物を微量に誤嚥する現象）を基にした細菌性肺炎である.一方,aspiration pneumonitisは,意識障害時の嘔吐物（胃液を含む胃内容物）の顕性誤嚥（周囲の者が明らかにそれと認識できる誤嚥）を基にした急性肺障害であり重症度が高い.

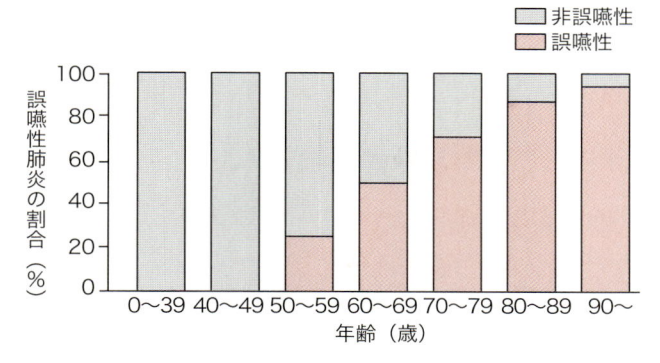

図1 ● 肺炎入院患者における誤嚥性および非誤嚥性肺炎の年齢別割合
文献1より引用.

表1 ● 誤嚥性肺炎（広義）の疾患概念

	aspiration pneumonia （通常の誤嚥性肺炎）	aspiration pneumonitis （誤嚥性肺障害：Mendelson症候群など）
病因（引き金）	silent aspiration（不顕性誤嚥）	witnessed aspiration（顕性誤嚥） （嘔吐時など）
吸引物	雑菌を含む口腔・咽頭内容物	食物，胃液などの胃内容物（細菌は少なめ）
病態	細菌性肺炎	化学性肺炎（急性肺障害）
病原物質	細菌（黄色ブドウ球菌，腸内細菌，嫌気性菌など）	胃酸，ペプシン，食物など（稀に胃内の細菌）
頻度	高齢者に特に多い	少ない
危険因子	大脳基底核の脳血管障害，Parkinson病，複数の抗精神病薬使用	麻酔，てんかん発作，鎮静薬の過量投与，広範な脳血管障害に伴う意識障害，認知症，球麻痺
治療	抗菌薬，補液，酸素投与	気道確保，補液，酸素投与，抗菌薬，グルココルチコイド（明確なエビデンスはない）

文献2，3より作成.

2 誤嚥性肺炎（通常型）の危険因子

　高齢者の肺炎の多くはaspiration pneumonia（通常の誤嚥性肺炎）であり，その危険因子として重要なものは不顕性誤嚥を併発しやすい大脳基底核の脳血管障害，脳変性疾患および認知症などの脳疾患である．その他の

危険因子として，寝たきり状態（bed-ridden condition），口腔内不衛生，胃食道逆流，抗精神病薬の多剤使用などが重要である（表2）[3]．

3 誤嚥性肺炎（通常型）の発症機序

　肺炎をくり返す高齢者の多くは，不顕性誤嚥によって口腔内雑菌を気管や肺に吸引し，肺炎を発症すると考えられる[3]．さらに，通常，口腔・咽頭内容物が気道内に侵入すると，健常人では激しい咳によってこれを排除しようとする咳反射が働くが，肺炎をくり返す高齢者ではこの咳反射の低下もしばしば認められる．不顕性誤嚥は，脳血管障害のなかでも特に日本人に多い大脳基底核病変を有している人に多く認められる．大脳基底核の障害はこの部位にある黒質線条体から産生されるドーパミンを減少させ，迷走神経知覚枝から咽頭や喉頭・気管の粘膜に放出されるサブスタンスP（以下，SP）の量を減少させる[3]．SPは嚥下反射および咳反射の重要なトリガー（引き金）であるため，SPの減少は嚥下反射と咳反射を低下させる．高齢者肺炎患者では嚥下反射と咳反射の低下が認められ，不顕性誤嚥をベースに肺炎を発症するものと考えられる．

4 誤嚥性肺炎を疑う愁訴・症状

　食事中のむせ込み，食後の嗄声およびくり返す微熱などは誤嚥を疑う根拠となる．これらの症状に，周囲にウイルスをはじめ原因となる病原体の

表2 ● 通常の誤嚥性肺炎の危険因子

1．脳疾患 　a）脳血管障害 　b）脳変性疾患 　c）認知症
2．寝たきり高齢者
3．口腔内不衛生
4．胃食道逆流（gastroesophageal reflux）
5．抗精神病薬の多剤使用
6．その他（アカラシア，反回神経麻痺，イレウスなど）

流行感染もなく，誤嚥の直接確認あるいは誤嚥を起こしやすい基礎疾患の存在が確認されれば本疾患と診断される[4, 5]．

Pitfall

高齢者の肺炎の症状としては，青壮年者の肺炎と同様に咳，痰，発熱，呼吸困難がみられるが，高齢患者ではその20～30％に典型的な症状を欠くケースがあり注意が必要である．すなわち，いつもより元気がない，食欲低下，意識障害，不穏，せん妄，失禁などの非典型的症状を呈することもあるので，見逃さないように注意が必要である．

5 低栄養のリスクとしての誤嚥およびその対策

1）低栄養のリスクの早期発見・介入

高齢者の**低栄養**のリスクとして誤嚥が重要である．高齢者では著しい低栄養状態に陥ってから介入することは困難であり，低栄養のリスクを早期に発見し介入することが求められる．

2）経口摂取のための工夫

後述する抗誤嚥薬を使って可能な限り長期にわたる経口摂取をめざす．その意味で，嚥下困難が疑われる高齢者に対する摂食嚥下機能評価ならびにリハビリテーションは重要である[6]．誤嚥の対策として，食事の介入は重要で，飲み込みやすい食事として下記が有効である．

a) 味付け：はっきりとした味付け
b) 温度：温かいものは温かく，冷たいものは冷たい状態で摂取する
c) 固さ：ゼリー，プリンなどの半固形食が有用，増粘剤等の活用も有用である

3）経口摂取が不可能な場合の対処

重篤な誤嚥性肺炎に罹患したり誤嚥による窒息のリスクが高く経口摂取が不可能と判断された場合は，適応を慎重に考慮したうえで中心静脈栄養や胃瘻からの**人工栄養**にふみ切る．実際のところ不顕性誤嚥は本人が気づかないままに誤嚥し，くり返す肺炎で気づかれることが多いので注意が必要である．

6 不顕性誤嚥の予防策（表3）[3〜5]

誤嚥性肺炎の最良の予防法は，脳血管障害ならびに脳変性疾患の適切な予防と治療である．ほかに，降圧薬のACE阻害薬，ドーパミン遊離促進薬のアマンタジン，抗血小板薬のシロスタゾール，漢方薬の半夏厚朴湯，モサプリドクエン酸塩などの不顕性誤嚥の予防薬は肺炎のハイリスク高齢患者において肺炎の予防効果を有する．

1）アンジオテンシン変換酵素（ACE）阻害薬（コバシル®，セタプリル®など）

ACEはSPの分解酵素の1つであり，降圧薬のACE阻害薬を投与すればSPの分解も阻害される．そのため，咽頭および喉頭・気管粘膜のSPの濃度が高くなり，嚥下反射および咳反射が正常化し肺炎の発症が抑制される[3, 5]．

表3 ● 誤嚥性肺炎の予防策

1．薬物 　a）ACE阻害薬 　b）ドーパミンおよびアマンタジン 　c）シロスタゾール 　d）半夏厚朴湯 　e）モサプリドクエン酸塩
2．口腔ケア
3．食後2時間の座位保持
4．抗精神病薬の使用頻度の抑制

2）ドーパミン遊離促進薬（アマンタジン）

嚥下反射の低下した脳血管障害患者にL-ドパ製剤を点滴投与したところ，嚥下反射が著明に改善した[3]．また，大脳基底核からドーパミンの遊離を促進するアマンタジンには，肺炎の抑制効果が確認されている[3,5]．

3）シロスタゾール（プレタール®OD錠）

シロスタゾールは，抗血小板作用とともに脳血管拡張作用をもつ日本で開発された薬剤である．その投与が脳梗塞の再発を予防し，さらに脳血管障害を有する患者における肺炎発症率を40％に低下させることが確認されている[3,5]．

4）半夏厚朴湯（はんげこうぼくとう）

漢方薬の半夏厚朴湯を脳変性疾患患者に投与すると，嚥下反射時間が改善することが明らかにされている[3]．また，長期療養型病院に入院中の患者に半夏厚朴湯を投与した結果，非投与群に比べ肺炎の発症が有意に抑制されることが明らかにされた[3,5]．

5）モサプリドクエン酸塩（ガスモチン®）

胃運動を改善し食物の胃食道逆流を予防するモサプリドクエン酸塩の食前投与が，経皮内視鏡的胃瘻造設術（percutaneous endoscopic gastrostomy：PEG）施行患者において，肺炎の予防効果を有し，かつ生命予後も有意に改善させることが確認されている[3,5]．

6）栄養管理を含めた誤嚥性肺炎のその他の予防法（図2）

その他の予防として口腔ケア，食後2時間の座位保持，および抗精神病薬の使用頻度の抑制が有用である．肺炎で入院直後は安静にし，状態が上向いてきたら嚥下機能の改善をはかるべく，少しずつ刺激を加えていく．黒こしょうのアロマセラピー，カプサイシントローチ，ミントは嚥下反射の改善効果が知られている[5]．ある程度嚥下機能が回復したら，食事を開始し，嚥下の直接訓練を行っていく．

以上の薬剤および口腔ケアやリハビリテーションを積極的に組み合わせ

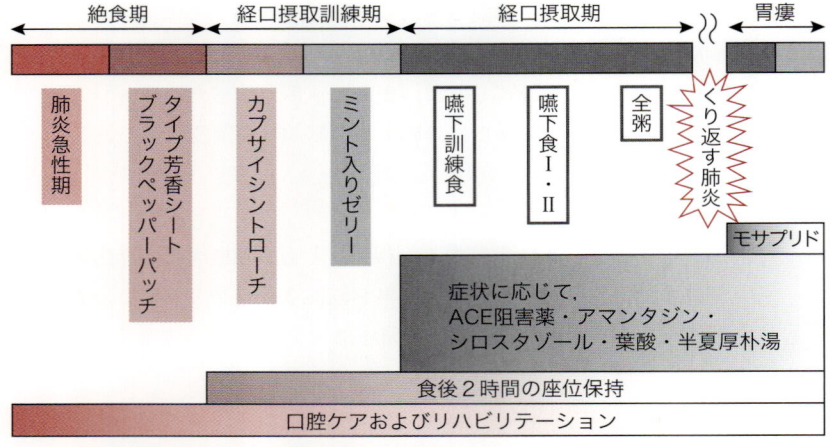

図2 栄養管理を含めた誤嚥性肺炎患者の絶食から経口再開までのプロトコール
文献5より引用.

て用い，不顕性誤嚥からの肺炎を予防する[3, 5]．

おわりに

　肺炎は日本のような超高齢社会ではより身近な疾患であり，再発性かつ難治性である一方，高い割合で予防が可能であることが明らかにされた．今後は，ハイリスク群を早期に同定し積極的に予防策を講じることが重要と考えられる．

症例提示

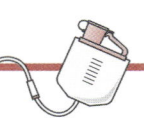

低栄養の原因となり得た高齢者のくり返す肺炎

【診　断】　1　脳血管障害　　2　くり返す肺炎

　80歳代，男性．2008年5月，突然右上下肢の不全麻痺が出現し近医の脳神経内科で脳梗塞と診断され，入院治療後に外来でリハビリテーションを続けていた．同年7月に38.5℃の発熱，弱々しい咳，喀痰がみられ，肺炎と診断され再度入院．1週間の抗菌薬投与にて症状改善したため退院．しかし，9月初旬

に再び38℃台の発熱，湿性咳嗽がみられ，食欲も低下し体重も2カ月で5kg減少したため当院呼吸器内科に紹介された．胸部X線撮影にて右下肺に浸潤影を認め，胸部CT検査にて右下葉S10を中心としたconsolidationを認めたため，肺炎の再発と診断され入院となった．そのときの頭部MRIで左右大脳基底核領域の多発性ラクナ梗塞および脳室周囲のロイコアライオーシス所見を認めた．検査データは，末梢血のWBC 13,000/μL（Neut 86％），CRP 3.2 mg/dLと炎症反応亢進．最近，家族から食後の嗄声を指摘されるようになった．

【来院後の経過】

陰影の分布および病歴から誤嚥性肺炎を疑い，再誤嚥防止のため一時経口食を中止し，低栄養の改善のため中心静脈カテーテルからの高カロリー輸液による栄養管理を行った．抗菌薬としてカルバペネム系抗菌薬のメロペネム水和物（メロペン®）0.5 gを朝，夕の1日2回点滴したところ胸部X線所見が改善し，末梢血もWBC 5,200/μL，CRP 0.2 mg/dLと改善したため約2週間後に退院となった．退院時，再誤嚥の予防のため降圧薬をACE阻害薬のペリンドプリルエルブミン（コバシル®）4 mg 1回1錠　1日1回内服，脳梗塞（ラクナ梗塞）の再発予防としてシロスタゾール（プレタール®OD錠）100 mg 1回1錠　1日1回の内服を開始し，経口食を再開した．現在状態も落ち着いており外来にて経過観察中である．

【本症例のポイント】

高齢者の肺炎の発症には誤嚥の関与が大きく，抗菌薬による治療とともに**低栄養**の改善ならびに誤嚥対策が重要である．

COLUMN

高齢者のビタミン欠乏と誤嚥性肺炎

高齢者では葉酸欠乏が高頻度にみられる．葉酸はドーパミンをはじめとする脳内の神経伝達物質の合成に重要な役割を果たすことから，その欠乏は脳の機能障害を引き起こすことが予想される．葉酸欠乏は高齢者において嚥下機能を低下させ，誤嚥性肺炎の重要な危険因子であること，およびそのような高齢者において葉酸の補充が肺炎の発症を抑止し得ることが明らかにされている[5]．

参考文献

1) Teramoto, S., et al. : High incidence of aspiration pneumonia in community- and hospital-acquired pneumonia in hospitalized patients: a multicenter, prospective study in Japan. J Am Geriatr Soc, 56 : 577-579, 2008
2) Marik, P. E. : Aspiration pneumonitis and aspiration pneumonia. N Engl J Med, 344 : 665-671, 2001
3) Ohrui, T. : Preventive strategies for aspiration pneumonia in elderly disabled persons. Tohoku J Exp Med, 207 : 3-12, 2005
4)「嚥下性肺疾患の診断と治療」(嚥下性肺疾患研究会/編), ファイザー, 2003
5) 大類 孝 ほか：高齢者肺炎・誤嚥性肺炎. 日本内科学会雑誌, 99 : 2746-2751, 2010
6)「健康長寿診療ハンドブック」(日本老年医学会/編), メジカルビュー社, pp.48-61, 2011

第2章 各種疾患における高齢者の特徴と栄養管理

14 高齢者終末期の栄養管理
現状と問題点

葛谷雅文

Point

- 高齢者終末期の時期設定は困難である
- 延命目的の人工栄養療法は見直されなければならない
- リビングウィルの普及が望ましい

はじめに

　癌と異なり，認知症をはじめとした慢性疾患を抱えながら，加齢による老衰状態を基盤にもつ高齢者に対して予後予測ならびに終末期の時期設定をすることはきわめて難しい．「高齢者の終末期の医療およびケア」に関する日本老年医学会の「立場表明」2012においても『**終末期とは，病状が不可逆的かつ進行性で，その時代に可能な限りの治療によっても病状の好転や進行の阻止が期待できなくなり，近い将来の死が不可避となった状態**』とし[1]，あえて「終末期」の定義に具体的な期間の規定を設けていない．したがって，終末期の栄養管理もその対象者の病状に合わせて考えていくほかはない．癌による終末期と同様，非癌状態の高齢者でも死期が近づいてきた段階では積極的栄養療法から，無理な，そして無駄な，本人を含めて誰もが望まない延命につながるような栄養療法から撤退する必要性について昨今議論されている．

1 高齢者終末期の問題点

　高齢者の非癌状態における終末期は，その多くは寝たきり状態であり，清明な意識状態ではなく，さらに認知機能障害を併存している場合も珍しくはない．したがって，その時点で**本人の意思確認，希望確認**をすること

は多くの場合困難である．さらに，昨今では癌の多くの場合には告知がされ，その時点での本人の希望を聞き取り，それに沿った治療，医療行為を実施することが可能である．しかし，上記のように高齢者の場合は全く異なる状況であることが多い．認知症などの場合は，診断がされた時点ですでにかなり進行した認知機能障害であったり，また初期の状態であっても診断時に病名告知が十分なされておらず，今後の希望などの情報を得ていることはむしろ稀である．また慢性疾患が徐々に悪化し，日常生活活動作障害も並行してゆっくりと進行してくる場合に，いつ起こるかわからない将来の終末期の準備をあらかじめしておくような習慣は日本にはない．

2 人工栄養の是非

　医療者が患者に対して人工栄養の導入を考えるときは表のような状況であると思われる．人工栄養療法には大きく分けて経管栄養療法と経静脈栄養療法があり，それぞれのメリット，デメリットが存在している．また，それら栄養補給ルートの決定に関しては以前から図のような道筋が提言されてきた．基本は消化管が使用できるならば，できる限り経管栄養が好ましいとされ，短期間なら経鼻胃管の選択もあるが，長期使用が予測されるときには胃腸瘻が選択される．胃瘻，特に経皮内視鏡下胃瘻造設術（percutaneous endoscopic gastrostomy：PEG）は1990年代から2000年代にかけて急速に本邦でも広まり，高齢者においても導入されるように

表●人工栄養の目的

1．生命維持
何らかの原因により意識レベルが悪く，経口摂取が困難（脳卒中後，外傷後，等）
2．栄養改善
経口摂取は何とかできているが，十分な量のカロリーが摂取できず，このままいくと低栄養になる（認知症末期，脳卒中後，悪性腫瘍，等）
3．誤嚥防止
嚥下障害があり，このまま経口摂取を継続すると，誤嚥性（嚥下性）肺炎，または窒息を起こす可能性が高い

なった．日本病院協会が平成22年度老人保健事業推進費等補助金（老人保健健康増進等事業分）の補助金を得て実施した調査によると，日本で推定胃瘻造設者数は25万人以上にも及ぶとされる[2]．経管栄養は栄養補給のツールとして医療に多大な貢献をしたことは間違いない．ただ，**昨今，本来の経管栄養の目的とは異なる，延命を目的とした導入が後を絶たず，医療の現場で大きな問題とされるに至っている**（COLUMN①参照）．

3 看取りの場での胃瘻の問題

高齢者医療の現場では，昨今，胃瘻不信（？）ともいうべき状況が目立つ．急性期病院で脳梗塞や誤嚥性肺炎などで入院された高齢者は，急性期を脱した時点でも経口摂取ができない状態が多い．このような患者が抱える問題は意識レベルの問題と嚥下機能の問題のどちらかであるが，入院して2週間以上経過している患者では後者の場合が多い．嚥下機能検査の結果から継続して十分なカロリーを経口摂取で担うのは困難と判断される場合は，当然嚥下リハビリテーションは実施するものの，当面の栄養補給ルートを主治医は考えざるを得ない．本人の意思確認はその時点では無理であり，そのほとんどは家族との話し合いになる．昨今，胃瘻に対するネガティブな情報によるものなのか，胃瘻を望まれないケースが多くなった．しかし，家族によっては「栄養や水分は十分入れてほしい」と希望され，経鼻

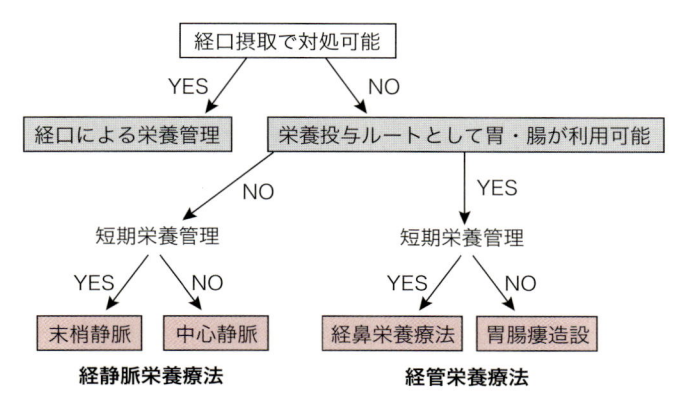

図● 栄養補給ルートを選択するためのDecision Tree

胃管を介した経腸栄養剤の投与,または中心静脈栄養を選択される.しかし人工栄養療法は,中心静脈栄養の過度の使用の結果,感染症や代謝異常などの合併症発生率の上昇が明らかとなり,経管栄養に移行してきた歴史的経緯がある.さらに,経鼻胃管に至っては,管による不快感,苦痛の問題,抜去のリスク,誤嚥性肺炎のリスクなどさまざまな理由により,長期使用のデメリットが度々議論されてきた.そのようなことを説明してもなかなか理解が得られず,胃瘻ではなく経鼻胃管や中心静脈栄養を希望される場合も多い.高齢患者で,比較的早期に胃瘻を造設し栄養を十分補給しつつ,リハビリテーションを実施したことにより,栄養状態の改善とともに早期に急性疾患が治癒に向かい,最終的に胃瘻から脱却できたケースは何例も経験している.したがって,治療目的とした栄養補給法として胃瘻は理にかなっており効果的であり,感情的に胃瘻を拒絶するのは大いに問題がある.まして,**特別な理由もなく胃瘻よりもさまざまな面でリスクがある経鼻胃管の使用や中心静脈栄養を選択するのは本末転倒**である.

　しかし,一方で胃瘻造設したすべてのケースが順調にいくわけではない.胃瘻を造設しても,種々のトラブルで胃瘻自体が使用できないケースや,リハビリテーションを実施しても結局経口摂取は進まず,胃瘻の継続使用を余儀なくされるケースもある.胃瘻造設のはじめの目的は治療であったとしても,その役割を果たせず,結果的に延命につながるツールになってしまう場合もある.人工栄養の導入時点で将来予測が難しいのも事実である.

　また,ときには人工的な栄養療法は望まれず,「むせてもよいから,好きなものを少量でも経口摂取だけで」と希望されるケースもある.この選択は医療者側からみても終末期との判断がされる場合は,その家族の意向に沿うような形で実現を狙うが,残念ながらその希望に沿えるような療養の場は限られている.実際にそのような家族の希望に対応してくれる施設や医療機関はきわめて少ないと言わざるを得ない.終末期の高齢患者に対する,「最後まで経口で」という家族が希望する栄養投与法を実現できる場は極端な話をすると在宅しかない.しかし,介護力不足,また住居の問題で,自宅で介護ができる状況はそれほど多くない.おかしな話であるが,現状は胃瘻を望んでおられない家族が,療養場所がないためにやむを得ず胃瘻を選択される場合もある.

4 人工栄養の差し控え，中断の問題

　「高齢者の終末期の医療およびケア」に関する日本老年医学会の「立場表明」2012では『何らかの治療が，患者本人の尊厳を損なったり苦痛を増大させたりする可能性があるときには，治療の差し控えや治療からの撤退も選択肢として考慮する必要がある』とあり[1]，さらに，「高齢者ケアの意思決定プロセスに関するガイドライン 人工的水分・栄養補給の導入を中心として」においても，『全身状態の悪化により延命効果が見込まれない，ないしは必要なQOLが保てなくなるなどの理由で，本人にとって益とならなくなった場合，益となるかどうか疑わしくなった場合，人工的水分・栄養補給法の中止ないし減量を検討し，それが従来のやり方を継続するよりも本人の人生にとってより益となる（ましである）と見込まれる場合は，中止ないし減量を選択する』としている[3]．

　ある新聞社と日本老年医学会との共同調査では，すでに多くの医療者が実際の医療現場で人工栄養の中止や差し控えを経験しているとしている[4]．呼吸器と同じレベルで議論してよいのかどうかわからないが，患者の状態は刻々と変わっていくし，一度人工栄養を開始したら絶えずそれに束縛されなければならないのかは大いに疑問に感じる．上で述べたように，胃瘻を介する栄養投与の目的が当初の目的と異なってくる場合も少なくはない．その時々の家族の思いも変化するのは当然である．この種の問題に法律が介入してくることに関しては著者自身はあまり好ましいものとは思わない．しかし，日々の診療でよかれと思ったことが，マスコミにバッシングされたり，後に刑事告訴され，裁判沙汰になるのは避けたいのが本心である．

　日本尊厳死協会や超党派の国会議員からなる「尊厳死法制化を考える議員連盟」は「患者本人が書面などで尊厳死を望む意思表示をしている場合に限り，人工呼吸器や栄養補給などの開始のみならず，中止を含んだ形」での法案を近々提出されるとの話である（2012年12月現在）．

さいごに

　非癌状態の高齢者の終末期は，その時期について明確な線引きをすることが難しいことを述べた．いろいろな意見があるのは承知で，私見を述べ

させていただくと，著者自身は急性期からの十分な観察期間，さらにリハビリテーションによっても生命維持に必要な栄養や水分の経口摂取ができなくなったときを高齢者の終末期と捉えている．ただ，その患者に対する家族の思いは千差万別で，人工的な操作を行っても1日でも長生きをしてほしいと望む家族はいるだろう．その一方で，患者自身がどのような医療を受けたがっているか，どのような終末期を過ごしたいかなどが最も大切である．家族は患者の代弁者でもなくてはならないため，患者本人の希望は家族の希望とはまた別の次元で考えていただく必要もある．

　何度も述べたように本人の希望は医療行為の決定プロセスにおいて，最も重視すべきものであり，**できるだけ判断能力がある時点で，家族は希望を聴取しておく必要**がある．終末期医療に関する意思決定プロセスで「阿吽の呼吸」「専門家を信頼してすべてを委ねる」「先生のよいと思うように」「家族の判断で」という発言が多く聞かれる本邦の文化的背景もあるが，できれば人生の最終ゴールである天国に行くときぐらい，自分の意思を表明してもらいたいものである．現在，事前指示書が日本で普及しているとは言えないが，高齢患者の意思や自己決定を尊重するのなら，やはり**リビングウィル（終末期の医療・ケアについての意思）を明示するシステムの構築が必要**である．いくら医療チームと家族が十分話し合い，決定されたものであっても，真に本人の意思に沿ったものであったかどうかは，家族が最後まで悩まれるものである．まして生命の維持に必要な行為の差し控え，中断に関しては言うまでもない．その残される家族の意思決定を後悔のないものに，また心的負担を少しでも軽減するうえでも事前指示は重要であると思う．

COLUMN

① 胃瘻造設の目的

　胃瘻造設高齢者の実態把握および介護施設・住宅における管理等のあり方の調査研究（日本病院協会　平成22年度老人保健事業推進費等補助金報告書）[2]によると，急性期病院で胃瘻造設の原因疾患で最も多かったのが脳血管疾患（43.7％），次に誤嚥性肺炎（25.7％），認知症（8.7％），神経難病（5.5％），加齢（4.6％）であった．一方，胃瘻造設の目的は栄養改善（41.1％），次に生命維持（36.1％），誤嚥防止（23.2％）と続く．この調査からみても胃瘻造設の目的に延命などが背景にある対象者が相当数含まれることがわかる．

② 胃瘻の満足度

　胃瘻造設高齢者の実態把握および介護施設・住宅における管理等のあり方の調査研究（日本病院協会　平成22年度老人保健事業推進費等補助金報告書）[2]によると，胃瘻造設を受けられた患者の家族への調査（急性期病院）では，栄養状態が改善できた（65.8％），誤嚥性肺炎が防げる（43.2％），確実に与薬ができる（39.4％）などのポジティブな意見も目立つ．したがって，何がなんでも胃瘻は避けるというのは考え物である．

参考文献

1）「高齢者の終末期の医療およびケア」に関する日本老年医学会の「立場表明」2012（日本老年医学会）：http://www.jpn-geriat-soc.or.jp/tachiba/jgs-tachiba2012.pdf
2）胃瘻造設高齢者の実態把握及び介護施設・住宅における管理等のあり方の調査研究　報告書（社団法人 全日本病院協会）：http://www.ajha.or.jp/voice/pdf/other/110416_1.pdf
3）高齢者ケアの意思決定プロセスに関するガイドライン 人工的水分・栄養補給の導入を中心として（社団法人 全日本病院協会）：http://www.jpn-geriat-soc.or.jp/guideline/jgs_ahn_gl_2012.pdf
4）胃ろう指針を学会整備　人工栄養法，医師2割が中止経験（朝日新聞デジタル）：http://www.asahi.com/science/update/0624/TKY201206230637.html

第3章 サルコペニア

1 サルコペニア

葛谷雅文

Point
- サルコペニアの原因は多因子がかかわっている可能性が高い
- 加齢という生理的要因が背景にあることは間違いない
- 虚弱と密接に関連している

はじめに

　サルコペニアとは加齢に伴う筋力の低下，または老化に伴う筋肉量の減少をさす．サルコペニアは高齢者における転倒，骨折につながるだけでなく，虚弱（後述）に直接関与しており，生命予後のみならず，身体機能障害，要介護状態の大きな要因として理解されている．さらに，インスリン抵抗性や水分の細胞内貯蔵として重要な骨格筋の減少は，高齢者の糖・水分代謝にも影響しており，高齢者の健康障害に密接な関連がある．

1 サルコペニアの定義

　サルコペニアの定義はBaumgartnerらによる1998年に報告された方法が使用されることが多い．彼らはサルコペニアを二重エネルギーX線吸収測定法（DXA法）で測定された四肢骨格筋量を身長（m）の2乗で除した骨格筋指数（SMI：skeletal muscle index：四肢除脂肪軟組織量/身長^2）を指標にした．サルコペニアの定義は健康な40歳未満のSMIの2標準偏差（2SD）未満を用いて「男性で7.27 kg/m^2，女性では5.45 kg/m^{2}未満」をサルコペニアと定義した[1]．しかし，この基準は明らかに体格の異なるヒスパニック，非ヒスパニックのデータであり，日本人に当てはめるには無理がある．

真田らは18歳から85歳の日本人男性568名，女性1,326名を対象（このうち，40歳以下の若年者は男性266名，女性263名）にDXA法を使用し，日本人高齢者のサルコペニアのSMIカットオフ値を提言した．真田らによると，40歳以下の被験者におけるSMIは男性が$8.67±0.90$ kg/m^2，女性は$6.78±0.66$ kg/m^{2}で，この値を用いてサルコペニアの日本人のカットオフ値は男性 6.87 kg/m^2，女性5.46 kg/m^{2}と報告した．さらに彼らは年齢，体格指数，握力，腹囲などによるSMI推測値も提示している[2])．

　The European Society for Clinical Nutrition and Metabolism (ESPEN) に設けられた the Special Interest Groupによるサルコペニア consensus definitionでは，筋肉量（成人平均の2SD未満）ならびに歩行速度の低下（4.57 m歩行で0.8 m/秒未満）を併せもつ場合としている[3])．また，The European Working Group on Sarcopenia in Older People (EWGSOP) は，筋肉量の低下を必須項目として，それ以外に筋力または身体機能の低下のうちどちらかが当てはまればサルコペニアと診断する[4])，としている（**表1**）．さらにサルコペニアを**表2**のように3段階にステージ分類することを提案している．また同報告ではサルコペニアを原発性，二次性サルコペニアに分類し，原発性を加齢のみによるサルコペニアとし，二次性は「活動」「疾患（臓器不全，悪性腫瘍，炎症性疾患など）」，「栄養」によるサルコペニアとしている．このなかで「疾患」によるものは悪液質 (cachexia) を指しており，悪液質による筋萎縮もサルコペニアの一部であるとしている．しかし，後述するが加齢に伴うサルコペニアは多因子によって引き起こされることが推測されており，そのなかには二次性サルコペニアとして定義がされている因子も少なからず関連していると思われる．したがって，**厳密に原発性と二次性を分けることは困難な場合がある**．

表1 ● EWGSOPによるサルコペニアの診断クライテリア

| 1．筋肉量減少 |
| 2．筋力低下 |
| 3．身体能力の低下 |

診断は上の項目1に加え項目2または項目3を併せもつ場合．
文献4より作成．

表2 ● EWGSOPによるサルコペニアのステージ分類

ステージ	筋肉量	筋力	身体能力
プレサルコペニア	↓		
サルコペニア	↓	↓ or	↓
高度サルコペニア	↓	↓	↓

文献4より作成．

2 サルコペニアの要因候補

表3にサルコペニアの主要な要因をあげ，さらに重要項目に関しては以下に示した．

1）筋肉蛋白の合成と分解能−栄養の問題

骨格筋細胞の萎縮または肥大はその蛋白質量に依存している．すなわち，筋肉蛋白の合成が増加し，分解が抑制されれば理論上筋肉は肥大し，逆に分解が亢進し合成が抑制されれば筋肉は萎縮する．筋肉蛋白の原料はアミノ酸である．高齢者でも筋肉での蛋白合成能は低下していないとされるが，アミノ酸の原料である蛋白質摂取量が不十分である可能性が指摘されている．実際にどれほどの蛋白質の摂取が必要かは未確定であるが，**現在推奨されている量では不十分で，1.0 g/kg/日 以上必要であるとの報告がある．**

表3 ● サルコペニアの要因候補

・身体活動度の低下
・栄養（蛋白質）不足
・骨格筋幹細胞（筋衛星細胞）の減少
・酸化ストレス
・炎症（TNF-α，IL-6↑）
・ホルモン変化 　成長ホルモン↓⇒IGF-1↓ 　テストステロン↓ 　デヒドロエピアンドロステロン（DHEA）↓ 　コルチゾル↑ 　エストロゲン↓
・インスリン抵抗性
・ミトコンドリア機能低下
・アポトーシス
・ビタミンD↓，副甲状腺ホルモン↑
・レニン−アンギオテンシン系

TNF-α：tumor necrosis factor-α
IL-6：interleukin-6
DHEA：dehydroepiandrosterone
IGF-1：insulin-like growth factor-1

その推奨量は日本では男性で60 g/日，女性で50 g/日とされているが，実際にはこれに到達できていない高齢者が多いことも報告されている．また，インスリン様成長因子（insulin–like growth factor–1：IGF–1）は筋肉細胞に存在する受容体に結合し，筋肉蛋白合成にかかわるシグナルを誘導する．IGF–1の上流には成長ホルモンが存在し，IGF–1は主に肝臓で合成されるが，骨格筋でも合成されることが知られる．このIGF–1の合成自体が加齢とともに低下していることが報告されている．

2）身体活動度の低下

運動などによる筋肉運動は筋肉細胞内で蛋白同化を誘導するシグナルを発生させる．逆に筋肉運動がない場合はそのシグナルは発生せず筋肉は萎縮し，極端な場合は廃用性萎縮となる．加齢とともに運動量は低下するが，もしレジスタンス運動を定期的に実施したとしても，程度は低いものの加齢とともに骨格筋萎縮は進行すると言われている．

3）筋肉再生能の低下

筋衛星細胞（骨格筋の幹細胞）は筋線維の筋形質膜と基底膜の間に存在している単核の細胞である．筋衛星細胞は普段は非活性化の状態であるが，成長段階や，損傷後の筋肉再生に際して活性化し増殖，分化したのち，最終的には既存の筋線維へ融合する（筋線維の肥大）．筋衛星細胞数は加齢に伴い減少することが報告されている．

4）ホルモンならびに内分泌物質の変化

男性では加齢とともに，女性においても閉経後テストステロンが減少し，そのホルモン減少率と骨格筋量，筋力の低下とは相関することが報告されている．テストステロンは筋衛星細胞の数を増やし，実際，性腺機能低下患者へのテスロステロン介入試験では骨格筋量が増加することが報告されている．しかし，性腺機能低下のない高齢者への効果に関しては一定の見解がない．またデヒドロエピアンドロステロン（dehydroepiandrostedione：DHEA）は同様に加齢とともに減少し，DHEAの補充は血中のテストステロンやIGF–1を増加させることが知られているが，まだ骨格筋への影響については明確でない．

成長ホルモンは骨だけではなく骨格筋の維持にも重要であり，その骨格筋に対する同化作用は肝臓由来のIGF-1に依存している．IGF-1は筋衛星細胞を増加・活性化させたり，骨格筋での蛋白合成を促進したりして筋肉量を増やす．しかし，成長ホルモン補充療法による骨格筋萎縮の予防，増強効果に関しては意見の一致をいまだ見ない．

5）炎症の存在

　炎症の存在は感染症のみならず，悪性腫瘍や臓器不全などでも誘発され，骨格筋の萎縮を誘導し，これを悪液質（cachexia）と呼ぶ．高齢者ではさらに軽微で慢性的な炎症状態が存在することが知られる．実際，高齢者の単球から炎症誘発性のサイトカインであるinterleukin-6（IL-6）やIL-1，tumor necrosis factor（TNF）-αなどの産生が増加していることが報告されている．その増加機構は十分解明されているわけではないが，脂肪組織の増加や性ホルモンの低下が関連していると想定されている．これらの炎症誘発性サイトカインは筋肉細胞において異化作用を誘導する．

6）ビタミンD

　ビタミンDの投与により転倒が減少することが報告されている．加齢とともに減少する血中ビタミンDレベルは，骨格筋量と相関することが知られている．ただ，そのビタミンDによる骨格筋量，筋力への介入効果は一致していない．しかし，最近のメタ・アナリシスでビタミンDの血中濃度が低下している（≦25 nmol/L）症例ではビタミンDの投与により下肢筋力の改善が有意に認められている[5]．

3　虚弱とは

　虚弱（frailty）とは『加齢に伴う種々の機能低下（予備能力の低下）を基盤とし，種々の健康障害（adverse health outcomes）に対する脆弱性（vulnerability）が増加している状態』，すなわち健康障害に陥りやすい状態の高齢者をさす．健康障害のなかには日常生活機能障害，転倒，独居困難，入院，生命予後などが含まれる．この病態は単一の疾患などによるものや単一臓器の機能低下によるものよりも，多数臓器の機能低下に起因するこ

とが多い．この虚弱には当然，加齢の影響や，多くの併存症の影響を受けているはずである．いずれにしろ虚弱の概念は1990年以降急速に老年医学分野で広がり，今やこの概念の臨床上の重要性に関してはコンセンサスが得られている[6, 7]．

虚弱の概念は，既存の「"disability（身体機能障害）"が，ある種の疾病発症（脳血管障害や骨折など）に起因する」という疾病モデルではなくて，**高齢者では老化に伴う予備能力の低下（ホメオスタシスの低下）が"disability"につながるという，異なるシナリオを提示**している．さらには虚弱の概念は，高齢者の健康障害は若年者，成人とは決定的に異なる生物学的な「老化」を基盤としており，老年医学の特殊性（独自性）を支持するものである．

虚弱の診断定義はまだ世界的にコンセンサスを得られたものはないが，身体機能を重視したFriedらの評価（表4）がよく使用される[8]．

4 サルコペニアと虚弱の関係

Friedらの虚弱の定義の5項目のなかで2項目（身体能力，筋力）は明らかにサルコペニアに関する項目である（表1，表4）．実際その虚弱の要因と報告されているものは，ほとんどがサルコペニアの原因といわれているものに一致している．そもそも虚弱はサルコペニアを含んだ加齢現象を背景にした多臓器の機能低下，ホメオスタシスの低下によるものとしてとらえられる．

サルコペニアと虚弱は同じ概念ではないが，上記のごとく類似点が多い．

表4 ● frailtyの評価法

項　目	評価法
栄養障害	体重減少
疲労感	自己評価
活動量	生活活動量評価
身体能力	歩行能力（速度）
筋力	握力

5項目のうち3項目が当てはまるとfrailty，
1〜2項目はprefrailty．
文献8より作成．

サルコペニアの診断を受けた高齢者の多くは虚弱の定義に当てはまる対象者であることが想像でき，サルコペニアは虚弱の要素（element）であるとも言える．

さいごに

サルコペニアは近年注目されてきた概念であるが，まだまだその診断，その要因が十分理解，解明されてきているわけではない．しかし，この分野の研究は今後の超高齢社会を迎える本邦にとっては重要であり，今後の展開に期待したい．特に**蛋白質の摂取を含む栄養学的介入ならびにレジスタンス運動などは今後のサルコペニア予防に重要である**．

症例提示

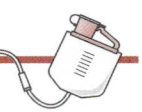

環境の変化から虚弱，サルコペニアとなった一例

80歳代男性．高血圧で近医に通院しているが，今まで特に大きな既往症はない．妻と2人暮らしであったが，妻は3年前に他界し，以後独居である．近所に息子家族が住んでおり，頻繁に息子が出入りはしている．75歳までは体格もよく体重は65 kg（身長：168 cm）を維持していた．ここ2～3年体重が減少し，現在55 kgである．以前は肉好きであったが，最近食欲も減退し，惣菜などを買い求めることが多くなっている．また，以前は近所の仲間と週に3回程度はグランドゴルフに興じていたが，妻の他界後，興味がなくなったようで，外出がめっきり少なくなり，家で過ごすことが多くなった．近所の老人会の会合にも誘われるが，その参加も最近はない．また，大事には至らなかったが最近廊下で転倒することが2回ほどあった．

【本症例のポイント】

本症例は独居の男性で妻の他界後，体重減少，日常生活活動量の低下，易転倒性が存在する．状況からみて虚弱状態が強く疑われる．引き金は妻との死別による環境変化（独居を含む）が大きいと思われ，抑うつ状態も存在するかもしれない．筋肉量を示唆する情報はないが，転倒しやすい状態であり，下腿筋力低下が推測されサルコペニアの存在も強く疑われる．このような対象者は放置すると要介護状態に移行していく可能性がきわめて高い．後期高齢者の要介

護に至る要因は脳梗塞などの疾病に起因するよりも，むしろ虚弱状態から要介護に至るプロセスが多くなる．虚弱に当てはまる高齢者は介護予防事業への参加など適切な介入により自立へと改善しうる対象者であり，医療者が見逃さないことが重要である．

COLUMN

① 老衰とは？

以前から日本では「老化に伴う衰弱：老衰」という言葉があるが，この定義は「生物学的・医学的には老化に伴って個体を形成する細胞や組織の機能の低下，恒常性の維持が困難になること」であり，虚弱と同じ意味で使用される．

② 要介護の要因としての虚弱

要介護認定に至る要因では75歳以降は徐々に「高齢による衰弱」が増加し，90歳以上では半分近くが衰弱により要介護に至ると報告されている．これはまさしく「虚弱」状態をさす．すなわち，後期高齢者以降の障害の原因は必ずしも疾病に起因したものではなく，衰弱（虚弱）によるものがかなりの割合で存在する．その意味で介護予防は虚弱予防と捉えることができる．

参考文献

1) Baumgartner, R. N., et al.: Epidemiology of sarcopenia among the elderly in New Mexico. Am J Epidemiol, 147: 755-763, 1998
2) 真田樹義 ほか：日本人成人男女を対象としたサルコペニア簡易評価法の開発．体力科学, 59: 291-302, 2010
3) Muscaritoli, M., et al.: Consensus definition of sarcopenia, cachexia and pre-cachexia: joint document elaborated by Special Interest Groups (SIG) "cachexia-anorexia in chronic wasting diseases" and "nutrition in geriatrics". Clin Nutr, 29: 154-159, 2010
4) Cruz-Jentoft, A. J., et al.: Sarcopenia: European consensus on definition and diagnosis: Report of the European Working Group on Sarcopenia in Older People. Age and Ageing, 39: 412-423, 2010
5) Stockton, K. A., et al.: Effect of vitamin D supplementation on muscle strength: a systematic review and meta-analysis. Osteoporos Int, 22: 859-871, 2011
6) Kuzuya, M.: Process of physical disability among older adults--contribution of frailty in the super-aged society. Nagoya J Med Sci, 74: 31-37, 2012
7) 葛谷雅文：老年医学におけるSarcopenia & Frailtyの重要性．日本老年医学会雑誌, 46: 279-285, 2009
8) Bandeen-Roche, K., et al.: Phenotype of frailty: characterization in the women's health and aging studies. J Gerontol A Biol Sci Med Sci, 61: 262-266, 2006

第3章 サルコペニア

2　サルコペニア予防のための栄養管理とトレーニング

若林秀隆

Point

- サルコペニアを認める場合，原因（加齢，活動，栄養，疾患）を必ず評価する
- サルコペニアの予防には，栄養管理とトレーニングの併用が有用である
- サルコペニアの治療には，原因に見合ったリハビリテーション栄養管理を行う

1 サルコペニアの原因

　　　EWGSOP（The European Working Group on Sarcopenia in Older People）では，サルコペニアの原因を加齢のみである原発性と，活動，栄養，疾患による二次性に分類している（表1）[1]．

　歩行リハビリテーションを行った60歳以上の患者187人のうちサルコペニアを75人（40％）に認め，75人中30人が飢餓，37人が悪液質を合併していた[2]．廃用症候群の入院患者127人のうち107人（84％）が低栄養，

表1 ● サルコペニアの原因による分類

原発性サルコペニア
加齢の影響のみで，活動・栄養・疾患の影響はない
二次性サルコペニア
活動によるサルコペニア：廃用性筋萎縮，無重力
栄養によるサルコペニア：飢餓，エネルギー摂取量不足
疾患によるサルコペニア 　侵　襲：急性疾患・炎症，外傷，手術，急性感染症，熱傷など 　悪液質：慢性疾患・炎症，がん，慢性心不全，慢性腎不全，慢性呼吸不全， 　　　　　慢性肝不全，関節リウマチ，慢性感染症など 　原疾患：筋萎縮性側索硬化症，多発性筋炎，甲状腺機能亢進症など

文献1より作成．

20人（16％）が低栄養のおそれありで，栄養状態良好は0人であった[3]．また，低栄養の原因として飢餓を57人（45％），侵襲を107人（84％），前悪液質を37人（29％）に認めた[3]．

　以上より，リハビリテーションを要する入院高齢者でサルコペニアを認める場合，その原因として加齢，活動，栄養，疾患のうち複数を認めることが多いといえる．サルコペニアの原因によって，適切な栄養管理とトレーニングの内容は異なる．最初にサルコペニア予防のための栄養管理とトレーニング，次にサルコペニアに対する治療であるリハビリテーション栄養について解説する．

2 サルコペニア予防のための栄養管理

1）適切なエネルギー・蛋白質摂取

　低栄養の原因による分類を図に示す．低栄養の原因はすべてサルコペニアの原因でもあるため，低栄養予防がサルコペニア予防となる．飢餓でサルコペニアにならないように，適切なエネルギー・蛋白質の摂取が必要である．

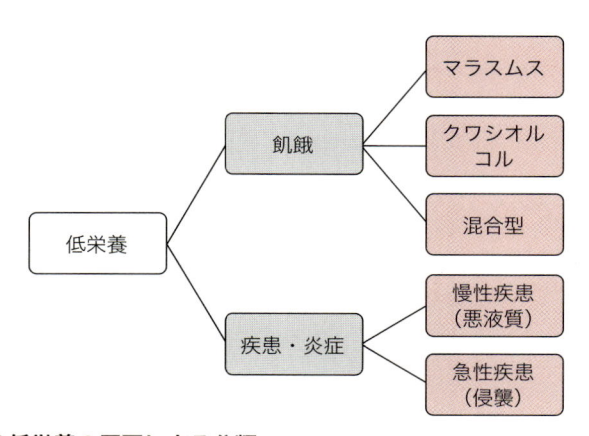

図●低栄養の原因による分類
マラスムス：蛋白質とエネルギーの摂取量不足によって起こる低栄養．
クワシオルコル：蛋白質の摂取量不足によって起こる低栄養．エネルギーは相対的に保たれている．大きくふくれたお腹が特徴．

2）疾患予防

　急性疾患（侵襲）や慢性疾患（悪液質）の予防がサルコペニア予防となる．癌性悪液質の診断基準を**表2**に示す[4]．地域住民を対象とした22年間のコホート研究では，中年期での重労働，過体重，喫煙，心血管疾患，高血圧症，糖尿病，喘息が筋力低下と関連していた[5]．以上より，肥満，心血管疾患，高血圧症，糖尿病を予防する栄養管理と禁煙がサルコペニア予防に重要であるといえる．

3）BCAA・蛋白質

　血中BCAA（branched-chain amino acids：分岐鎖アミノ酸．バリン，ロイシン，イソロイシン）濃度が高いと，骨格筋蛋白質の刺激効果も高くなる．また，糖質を蛋白質と同時に摂取すると摂取した蛋白質の利用効率が高まり，筋蛋白質の合成を高める．

　具体的にはBCAA 2 g以上（蛋白質10 g以上）で，かつロイシン単独ではなく数種類のアミノ酸摂取が望ましい．また，BCAAによる栄養療法単

表2 ● 前悪液質・悪液質・不応性悪液質の診断基準
いずれも悪液質の原因疾患が存在することが必要条件

前悪液質
6カ月で5％未満の体重減少
食思不振や代謝変化を認めることがある
悪液質
6カ月で5％以上の体重減少
もしくは
BMI＜20かサルコペニアで6カ月で2％以上の体重減少
食事量減少や全身炎症（CRP 0.3〜0.5 mg/dL以上）を認めることが多い
不応性悪液質
以下の6項目すべてに該当
・悪液質の診断基準に該当
・生命予後が3カ月未満
・パフォーマンス ステータスが3か4
・抗がん治療の効果がない
・異化が進んでいる
・人工栄養サポートの適応がない

文献4より作成．

独よりも,レジスタンス運動終了直後にBCAAを摂取する方が筋蛋白質合成を期待できる.

4）ビタミンD

ビタミンD欠乏によって筋力低下,筋肉量低下,ミオパチーを認めることがある.ビタミンDの筋力への効果をみたメタアナリシスでは,25(OH)ビタミンDの血清濃度が10 ng/mL以上の場合,ビタミンDを投与しても握力と下肢近位筋の筋力は改善しなかった[6].一方,25(OH)ビタミンDの血清濃度が10 ng/mL未満の2論文のメタアナリシスでは,股関節の筋力増強に効果があった[6].そのため,ビタミンD欠乏時のみサルコペニアの予防や治療にビタミンD投与が有用と考えられる.

5）脂肪酸

脂肪酸は,飽和脂肪酸(ステアリン酸など),1価不飽和脂肪酸(オレイン酸など),n-6系多価不飽和脂肪酸(γリノレン酸,アラキドン酸など),n-3系多価不飽和脂肪酸〔αリノレン酸,エイコサペンタエン酸(EPA),ドコサヘキサエン酸(DHA)など〕に分類できる.このうちn-3系多価不飽和脂肪酸には抗炎症作用がある.1日2～3gのEPA投与が,サルコペニア予防に有用である可能性がある.

6）クレアチン

クレアチンによる除脂肪体重や筋力の変化を調査した10論文のうち,6論文で有効,4論文で無効であった[7].クレアチンがサルコペニア予防に有用な可能性はあるが,賛否両論といえる.レジスタンス運動の直前と直後にクレアチンを投与した方が,より有効な可能性がある.

3 サルコペニア予防のためのトレーニング

1）レジスタンス運動

サルコペニアの予防には,有酸素運動よりレジスタンス運動の方が有効である.高齢者の筋肉量を増加させるには,一般的に負荷強度が最大負荷量(one repetition of maximum:1RM)の80％以上,セット数が2～3

セット，回数が1セットにつき8〜12回，頻度が週3回，期間が3カ月以上，が必要とされている．

ただし，やや低めの負荷強度が1RMの40〜70％程度でも，反復回数を増やすことで高負荷と同等の効果が得られるという報告もある．

2）有酸素運動

有酸素運動には，抗炎症作用，インスリン抵抗性の改善，骨格筋のミトコンドリア増加といった効果がある．そのため，有酸素運動がサルコペニア予防に有用な可能性がある．身体活動量として，「健康づくりのための運動指針2006」では週23エクササイズ（メッツ×時）以上の活発な身体活動（3メッツ以上）を目標としている．

メッツ（METs）とは運動時の酸素消費量を安静時の酸素消費量で割った数値で運動の強さの指標である．主な身体活動のMETsを**表3**に示す[8]．

エクササイズ（Ex）とは身体活動の量を表す単位で，METsに時間（時）をかけたものである．例えば3 METsの身体活動を1時間行うと，3 Exとなる．身体活動によるエネルギー消費量（kcal）は，1.05×Ex（METs×時）×体重（kg）で計算できる．

4 栄養管理とトレーニングの併用

栄養管理単独もしくはトレーニング単独でもサルコペニア予防に有用で

表3　身体活動のMETs

METs	身体活動
1.0	横になって静かにテレビを観る，睡眠
1.3	座って静かにする，立位で静かにする
1.5	座位：会話をする，食事をする
1.8	トイレ：座位，立位，しゃがんでの排泄
2.0	整容，家の中を歩く，シャワーを浴びる
3.0	歩行（4.0 km/時，平らで固い地面）
3.5	レジスタンス運動（8〜15回くり返し）階段を降りる

文献8より作成．

あるが，両者の併用が最も効果的である．両者の併用例として，プレハビリテーションを紹介する．プレハビリテーションとは術前に身体活動性を強化することで，術後の早期機能回復をめざす取り組みである．有酸素運動やレジスタンス運動だけでなく，栄養摂取や疼痛管理を含む．高齢者の待機手術で虚弱〔3章-1 サルコペニア（p.152）参照〕やサルコペニアを認める場合，プレハビリテーションの適応がある．

　例えばレジスタンス運動であれば，手術6週前から週2回実施し，運動実施直後に蛋白10 g，糖質7 g，脂質3 gの栄養剤を摂取する方法がある[9]．有酸素運動であれば，手術3カ月前から週3回，1回20〜45分実施し，運動実施3時間前に糖質140 gを摂取する[9]．有酸素運動直後の栄養剤摂取も，筋肉量増加に有用な可能性がある．

Pitfall

> **サルコペニア肥満（sarcopenic obesity）**
> 肥満単独やサルコペニア単独でも，身体機能への悪影響を認める．両者を認めるサルコペニア肥満の場合，よりADLや歩行に制限を生じやすい．体重だけではサルコペニア肥満を見落とす可能性がある．上腕で筋肉量と皮下脂肪量の評価は可能だが，検査機器での評価が望ましい．筋力や歩行速度も評価する．治療には減量と同時に筋肉量の維持・改善が求められ，食事療法（低エネルギー，高蛋白）とトレーニングの併用が必要である．

5 リハビリテーション栄養

　リハビリテーション栄養とは，栄養状態も含めて国際生活機能分類（International Classification of Functioning, Disability and Health：ICF）[※1]で評価を行ったうえで，障害者や高齢者の機能，活動，参加を最大限発揮できるような栄養管理を行うことである[8]．サルコペニアの原因が加齢，活動，栄養，疾患と重複する場合，原因に見合ったリハビリテーション栄養管理を行う．

※1：国際生活機能分類（ICF）
　　生活機能を，健康，心身機能・身体構造（栄養状態含む），活動，参加，個人因子，環境因子の6つの概念に分類して，障害者や高齢者を全人的に評価するツールである．リハビリテーションの世界での共通言語となっている．

1）加齢によるサルコペニア

レジスタンス運動が最も効果的である．サルコペニア予防のための栄養管理や有酸素運動の実施も検討する．

2）活動によるサルコペニア

不要な安静や禁食を避けて，四肢体幹や摂食・嚥下の筋肉量を低下させないことが最も重要である．つまり，早期離床，早期経口摂取で廃用症候群を予防する．高齢者では入院するだけで身体活動量は減少して，廃用性筋萎縮が生じやすくなる．入院したらとりあえず安静，とりあえず禁食という指示を出さないようにする．廃用症候群の入院患者では，8〜9割に低栄養を認めることにも留意する．

3）栄養によるサルコペニア

適切な栄養管理が最も重要である．エネルギー消費量と栄養改善を考慮した栄養管理を行う．具体的には1日エネルギー必要量＝1日エネルギー消費量＋エネルギー蓄積量（200〜750 kcal）とする．

基礎エネルギー消費量（basal energy expenditure：BEE）＞1日エネルギー摂取量の場合，運動しなくても筋肉量が減少する．この状況でレジスタンス運動を行うと，筋肉量がさらに減少するためレジスタンス運動は禁忌となる．

4）疾患によるサルコペニア

① 侵襲：異化期（筋肉を分解する時期）

多くの外因性エネルギー（経口摂取，経管栄養，静脈栄養）を投与しても筋肉の蛋白質の分解を抑制できないため，サルコペニアの悪化軽減が目標となる．侵襲時の過栄養はノルエピネフリンの分泌を増加させ，栄養ストレスとして骨格筋の蛋白分解を促進させるため注意が必要である[10]．侵襲時の栄養管理として，急性期の極期は6〜15 kcal/kg/日，一般的な急性期と侵襲が慢性期に移行した場合は6〜25 kcal/kg/日を投与する目安とする[10]．この時期のレジスタンス運動による筋肉量増強は期待できない．

② 侵襲：同化期（筋肉を合成可能な時期）

サルコペニアの改善を目標とする．異化期か同化期かの判断には窒素バ

ランスが最適であるが，CRP 3 mg/dL以下を同化期と考える目安もある．サルコペニアの改善をめざすため，1日エネルギー必要量＝1日エネルギー消費量＋エネルギー蓄積量として，レジスタンス運動を行う．

③ 悪液質

悪液質の栄養管理では，高蛋白質（1.5 g/kg/日）やn-3系多価不飽和脂肪酸（EPA 1日2〜3 g）が有効という報告がある．前悪液質と悪液質の場合，運動による抗炎症作用で炎症を改善できれば食欲と栄養状態の改善を期待できるため，低〜中負荷のレジスタンス運動を行う．不応性悪液質の場合，緩和医療の一環としてQOLを低下させないリハビリテーション栄養管理を行う．

④ 原疾患

難治性の神経筋疾患によるサルコペニアの改善は困難である．廃用や飢餓によるサルコペニアを合併させないようなリハビリテーション栄養管理を行う．廃用や飢餓によるサルコペニアを合併した場合であっても，適切なリハビリテーション栄養管理で一時的にサルコペニアが改善することがある．

症例提示

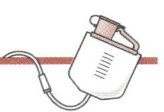

サルコペニアを認めた大腿骨近位部骨折症例に対するリハビリテーション栄養管理

76歳女性．左大腿骨近位部骨折．既往歴：高血圧症，白内障．夫と2人暮らし．骨折前は歩行ベースでADL自立．身長153 cm，健常時体重40 kg，BMI 17.1であった．

【経　過】

自宅で転倒して受傷，入院．入院5日目に人工骨頭置換術が施行された．術後，誤嚥性肺炎を合併するが改善し，嚥下調整食（1,600 kcal）を5割程度摂取可能となった．歩行困難のため，入院29日目に回復期リハビリテーション病院に転院となった．

【転院時所見】

体重35 kg，BMI 15.0と著明な低栄養を認めた．ADLは車いすベースで一部自立，座位は可能だが，立位や移乗には介助を要した．

【機能訓練】
　PT 1日6単位（2時間），OT 1日3単位（1時間），それぞれ週7日.
【サルコペニア】
　サルコペニアを認め，加齢（76歳），活動（前医での安静），栄養（食事摂取量不足），疾患（骨折，手術，肺炎）が原因であった．
【栄養管理】
　低栄養とサルコペニアを改善しない限り，機能やADLの改善は困難と判断した．基礎エネルギー消費量917 kcal[※2]，活動係数1.7，ストレス係数1.0，エネルギー蓄積量240 kcalとして，1日エネルギー必要量を1,800 kcal[※3]に設定．蛋白質は1日70 gに設定．食事は嚥下調整ハーフ食（1,000 kcal），エンジョイポチ（200 kcal）1日2本を食事時摂取，ペムパル®アクティブ（200 kcal）1日2本をリハビリテーション時摂取とした．
【転院後経過】
　1カ月後，体重36 kgとなりトイレ自立，杖歩行見守りとなった．2カ月後，体重37 kgとなり屋内歩行とADLが自立し自宅退院した．
【本症例のポイント】
　転院後，1日食事摂取量が800 kcalのまま3時間の機能訓練を実施したら，低栄養とサルコペニアが悪化した可能性が高い．機能訓練によるエネルギー消費量を考慮した栄養管理が必要である．

コツ

機能訓練室での栄養剤摂取

高齢者で栄養改善をめざしたい場合，早期満腹感などで1回の食事摂取量が増えないことがある．この場合，食事のときではなく機能訓練のときに，機能訓練室で栄養剤を飲んでもらうとよい．食事のときは満腹で摂取困難でも，体を動かすと口渇感で飲み物を欲しくなることがある．レジスタンス運動直後にBCAA 2 g以上（蛋白質10 g以上）を糖質と一緒に摂取すると筋蛋白合成を促進できるので，サルコペニア予防にも有用と考える．

[※2]：女性のBEE＝655.1＋（9.56×体重kg）＋（1.85×身長cm）－（4.68×年齢）より917 kcalと算出［Hariss-Benedictの式］

[※3]：1日エネルギー必要量＝BEE×活動係数×ストレス係数＋エネルギー蓄積量　より1,800 kcalと算出

COLUMN

トロ医者

　慢性閉塞性肺疾患でるい痩が著明な患者の呼吸リハビリテーション依頼で患者本人と奥さんの診察をした際，リハビリテーションより栄養の話が中心になった．「この人，マグロの赤身は食べないけどトロなら食べるんですよ」と奥さんが言うので著者は「赤身よりトロが絶対にいい，毎日食べなさい，絶対3日もあけるな」とトロの話ばかりしていたら「トロ医者」と呼ばれた．トロはるい痩の予防に有用な可能性がある．個人的には体組成で「トロ医者（サルコペニア肥満）」と呼ばれないように気をつけたい．

参考文献

1) Cruz-Jentoft, A. J., et al.：Sarcopenia：European consensus on definition and diagnosis. Age and Ageing, 39：412-423, 2010
2) Yaxley, A., et al.：The complexity of treating wasting in ambulatory rehabilitation：is it starvation, sarcopenia, cachexia or a combination of these conditions？ Asia Pac J Clin Nutr, 21：386-393, 2012
3) Wakabayashi, H. & Sashika, H.：Frequency and cause of malnutrition in disuse syndrome. J Rehabil Med, 49（Suppl）：14, 2011
4) Fearon, K., et al.：Definition and classification of cancer cachexia：an international consensus. Lancet oncology, 12：489-495, 2011
5) Stenholm, S., et al.：Long-term determinants of muscle strength decline：prospective evidence from the 22-year mini-Finland follow-up survey. J Am Geriatr Soc, 60：77-85, 2012
6) Stockton, K. A., et al.：Effect of vitamin D supplementation on muscle strength：a systematic review and meta-analysis. Osteoporos Int, 22：859-871, 2011
7) Candow, D. G.：Sarcopenia：current theories and the potential beneficial effect of creatine application strategies. Biogerontology, 12：273-281, 2011
8) Ainsworth, B. E., et al.：2011 Compendium of Physical Activities：A Second Update of Codes and MET Values. Med Sci Sports Exerc, 43：1575-1581, 2011
9) Killewich, L. A.：Strategies to minimize postoperative deconditioning in elderly surgical patients. J Am Coll Surg, 203：735-745, 2006
10) 寺島秀夫 ほか：周術期を含め侵襲下におけるエネルギー投与に関する理論的考え方～既存のエネルギー投与量算定法からの脱却～．静脈経腸栄養，24：1027-1043, 2009

第4章 高齢化社会における栄養管理の実際

1 高齢者の摂食・嚥下障害評価ならびに介入法

金沢英哲,藤島一郎

Point

- 高齢者は,加齢による喉頭下垂,咽喉頭感覚低下,唾液分泌量減少,心肺機能低下,頸椎の変形,無症候性脳血管障害,サルコペニアなどにより,潜在的嚥下障害のリスクを有する
- 高齢者は,脳卒中・神経筋疾患・外傷などの疾病,医原性(頭頸部−消化管手術,化学放射線治療,経鼻胃管留置,薬剤性など)の既往・併存症が複合的に影響し,嚥下障害が顕在化・重症化しやすい
- 入院している高齢者に起こる肺炎のほとんどは,誤嚥性肺炎であるといわれる[1].食事中の食物誤嚥のみならず,夜間睡眠中の不顕性誤嚥も影響しており,両者の要素それぞれへの対策が必要である

1 高齢者が嚥下障害をきたす主な要因

高齢者の咽喉頭の環境は,加齢による構造的変化と中枢神経系や反射の低下,認知・精神症状などにより潜在的な摂食・嚥下障害のリスクを抱えている.

1)咽喉頭の構造的変化

構造的変化として,口腔においては,う歯や上下顎骨形態変化を伴う歯牙の脱落,唾液分泌量の低下,味覚低下などがあり,咀嚼時間の延長や食塊形成不良につながる.咽喉頭においては喉頭を支える靱帯の緩み・結合組織の弾性力低下や嚥下筋の筋量低下による喉頭下垂や咽頭収縮力の低下があり[2],これにより嚥下反射の低下・遅延[3]や,気道防御反射(咳)の低下が起こるとされる.また,健常者でも夜間にむせのない誤嚥(不顕性誤嚥,microaspirationとも呼ばれる)を50%以上に認める[4]とされ,高齢者で口腔咽頭汚染・気道繊毛運動の異常や呼吸機能低下があれば誤嚥性肺炎のリスクが高まると考えられる.

2）全身の加齢性変化

全身性の加齢性変化として，潜在性脳血管障害の存在（偽性球麻痺）[5]，心肺機能の低下や呼吸パターンの乱れ，認知・注意力低下，頸椎変形や亀背など姿勢の変化，食道蠕動低下・胃食道逆流，慢性炎症性疾患などの有病率増加と常用薬が嚥下機能に影響する．

2 薬剤性嚥下障害をきたす薬物の特徴[6]

薬剤性嚥下障害をきたす薬物の特徴は以下の3つに大別される（表1）．

1）嚥下運動機能に影響するもの

抗痙攣薬，抗精神病薬，抗不安薬は，中枢神経系の神経伝達物質（ドーパミン，GABA，セロトニンなど）に作用し，認知期・準備期・口腔期・咽頭期（表2）の嚥下惹起などに不利な影響を与える．

表1● 嚥下障害をきたす薬物

薬剤名	機　序
・抗痙攣薬 ・抗精神病薬 ・抗不安薬	中枢神経系の神経伝達物質（ドーパミン，GABA，セロトニンなど）に作用し，認知期・口腔準備期・咽頭期の嚥下惹起などに不利な影響を与える（嚥下運動機能に影響）
・抗コリン薬	神経伝達物質アセチルコリンを阻害し，口腔咽喉頭の乾燥をきたし，咽喉頭–食道クリアランスの低下をきたす（口腔咽頭粘膜機能に影響）
・抗精神病薬 ・抗ヒスタミン薬	神経伝達物質アセチルコリンを阻害し，自律神経性の腸管蠕動運動を低下させる（消化管運動機能に影響）

表2● 摂食・嚥下の過程
摂食・嚥下は以下の5期に分けられる

摂食		
		① 認知期：摂食する食物の性状を認知して，食べ方・唾液分泌・姿勢など摂食に必要な準備を整える
		② 準備期：食物を口腔に取り込み，歯で咀嚼して飲み込みやすい大きさの塊（食塊）を形成する
	嚥下	③ 口腔期：食塊を舌によって咽頭への送り込む
		④ 咽頭期：食塊を咽頭から食道へ送り込む
		⑤ 食道期：食塊を食道入口部から胃へと送り込む

2）口腔咽頭粘膜機能に影響するもの

抗コリン薬は，神経伝達物質アセチルコリンを阻害し，口腔咽喉頭の乾燥をきたし，咽喉頭 – 食道クリアランスの低下をきたす．

3）消化管運動機能に影響するもの

抗精神病薬や抗ヒスタミン薬は，神経伝達物質アセチルコリンを阻害し，自律神経性の腸管蠕動運動を低下させる．

氏名	年齢　　歳　　男・女
	平成　　年　　月　　日
身長　　cm　　体重　　kg	

あなたの嚥下（飲み込み，食べ物を口から食べて胃まで運ぶこと）の状態について，いくつか質問をいたします．いずれも大切な症状です．よく読んでA, B, Cのいずれかに丸を付けて下さい．この2, 3年のことについてお答え下さい．

1. 肺炎と診断されたことがありますか？	A. 繰り返す　B. 一度だけ　C. なし
2. やせてきましたか？	A. 明らかに　B. わずかに　C. なし
3. 物が飲み込みにくいと感じることがありますか？	A. よくある　B. ときどき　C. なし
4. 食事中にむせることがありますか？	A. よくある　B. ときどき　C. なし
5. お茶を飲むときにむせることがありますか？	A. よくある　B. ときどき　C. なし
6. 食事中や食後，それ以外の時にものどがゴロゴロすることがありますか？	A. よくある　B. ときどき　C. なし
7. のどに食べ物が残る感じがすることがありますか？	A. よくある　B. ときどき　C. なし
8. 食べるのが遅くなりましたか？	A. たいへん　B. わずかに　C. なし
9. 硬いものが食べにくくなりましたか？	A. たいへん　B. わずかに　C. なし
10. 口から食べ物がこぼれることがありますか？	A. よくある　B. ときどき　C. なし
11. 口の中に食べ物が残ることがありますか？	A. よくある　B. ときどき　C. なし
12. 食物や酸っぱい液が胃からのどに戻ってくることがありますか？	A. よくある　B. ときどき　C. なし
13. 胸に食べ物が残ったり，つまった感じがすることがありますか？	A. よくある　B. ときどき　C. なし
14. 夜，咳で寝られなかったり目覚めることがありますか？	A. よくある　B. ときどき　C. なし
15. 声がかすれてきましたか（がらがら声，かすれ声など）？	A. たいへん　B. わずかに　C. なし

Aに1つでも回答があった場合「嚥下障害あり」，Bにいくつか回答があった場合「嚥下障害疑い」または「臨床上問題ないレベル」と判定

図● 嚥下障害スクリーニングのための質問紙
文献7, 8より引用．

3 嚥下障害の評価

1）質問紙による評価

まず，スクリーニング評価として筆者らが開発した「質問紙」を用いる（図）[7, 8]．15項目からなり，回答は，A：重い症状，頻度の多い症状，B：軽い症状，頻度が少ない症状，C：症状なし，の3択である．"Aに1つでも回答があったもの"を"嚥下障害あり"，"Bにいくつか回答あり"でも"嚥下障害疑い"ないし"臨床上問題ないレベル"と判定する．信頼性（Cronbachのα係数）0.8473，特異度90.1％，敏感度92％であり，経過観察や摂食・嚥下指導効果を評価することにも利用できる．

2）水飲みテストによる評価

次に，実際に水を飲んでもらう「水飲みテスト」を行う（表3）[9, 10]．このとき同時に頸部聴診[11]をして呼吸音を聴く．飲む前から湿性音を聴取したり，むせたり，飲んだあとに湿性嗄声などの声質変化の有無から，嚥下障害を判定する．

表3 ● 水飲みテスト

改訂水飲みテスト
目的：嚥下反射の障害を評価
方法：冷水3 mLを口腔底へ注ぎ，嚥下をしてもらう
評価：1点　嚥下なし，むせるand/or呼吸切迫 　　　2点　嚥下あり，呼吸切迫 　　　3点　嚥下あり，むせるand/or湿性嗄声 　　　4点　嚥下あり，呼吸良好，むせない 　　　5点　4点に加え，反復嚥下が30秒以内に2回可能 ＊評価が4点以上であれば最大でさらに2回くり返し最も悪い場合を評価する
水飲みテスト（窪田）
目的：水の嚥下動態を評価
方法：水30 mLを入れたコップを椅座位の状態にある患者さんに「この水をいつものように飲んでください」と言って手渡す
評価：5秒以内で1回でむせることなく飲めればほぼ正常
エピソード：飲み方（すする，含む，こぼすなど）

文献9，10より引用．

3）その他の評価

　随意的な咳ができるか，また十分な喀出力があるかを診る．食物を摂取させる前に必ず口腔内をよく診る．口腔内の汚染状況や義歯の状態，口腔カンジダ症の有無などを診て，先んじて口腔ケアを行う必要がある．口の中が汚れていると誤嚥のリスクが高く，適切な口腔ケアにより誤嚥性肺炎の発症率を低減できる[12]．その後，実際に食物を食べて食物の残留や誤嚥がないかを喉頭ファイバースコープを用いて検査する．ファイバーを鼻孔から挿入して嚥下中の咽喉頭を一定の手順にしたがって観察する方法を嚥下内視鏡検査[13]という．必要に応じて造影剤を混ぜた検査食を使って嚥下造影検査[14]を行う．

4　摂食・嚥下への介入

　明らかに嚥下障害があっても，安全に食べられる食姿勢や食形態があればできるだけ経口摂取できるようにBest Swallow（最も良い嚥下）[15]を見つける．そして誤嚥しても確実に喀出または吸引除去できるような方法を確認しておく．場合によってはあえて嚥下の難しい食品を用いてどのようなときに誤嚥しているのかというWorst Swallow（最も悪い嚥下）[15]や，どのような食べ物が咽頭残留しているのかを評価する．咽頭期のみならず食道内残留や逆流の有無を調べ，胃内にすべての食物が入るまで嚥下（必要があれば複数回嚥下，交互嚥下，空嚥下※などを用いて）の完了を確認しておく．

　健常成人でも食後の胃排出時間は意外に長い（**表4**）[16]．「食後・経管栄養後2時間臥床しないように」という説明をしばしば耳にするが，消化管機能の低下した患者であれば，2時間以上のかなり長時間にわたり胃内停滞や胃食道逆流が生じることがある．経管栄養剤型を固形化・半固形化[17]することが胃食道逆流に有効とされ，注入の短時間化は胃壁伸展刺激により蠕動促進に有効とされるが，嘔吐もしやすい患者では吐物誤嚥のリスク

※ 複数回嚥下：一口につき2回以上嚥下することで咽頭残留を除去し，嚥下後の誤嚥を防止する方法．
　交互嚥下　：異なる形態の食塊（固形物と流動物など）を交互に嚥下する．口腔・咽頭食道残留の除去に物理的に有利に働く．
　空嚥下　　：口に食べ物が入っていないときに唾液を飲み込むこと．訓練をすれば，嚥下運動をスムーズに習慣づけることができるようになる．

表4 ●食品および調理法による胃内停滞時間

胃内停滞時間	食品および調理法（単位：g）
01：15	米飯50，水100
01：30	すまし汁100，半熟卵（割りほぐす）100
01：45	半熟卵（そのまま）100，蜜柑（袋なし）100，水蜜桃100，葡萄100，林檎100
02：00	白粥100，重湯200，パン50，鶏スープ200，くず湯200，牛乳100，かぶ（煮）100，茄子（煮）100，ほうれん草（煮）100，梨100
02：15	米飯100，豆腐100，かつお（刺身）100，あゆ（焼）100，生牡蠣100，牛乳200，蓮根（煮）100，蜜柑（袋ごと）100
02：30	味噌汁200，とろろ汁200，じゃが芋（煮）100，かれい（刺身）100，牛乳300，生卵100，胡瓜100，そら豆（煮）100，ごぼう（煮）100，玉葱（煮）100，西瓜100，枇杷100
02：45	米飯150，パン100，うどん100，かれい（煮）100，たい（刺身）100，こい（味噌煮）100，牛肉（すき焼）50，南瓜（煮）100，ゆり根（煮）100
03：00	薩摩芋（蒸焼）100，里芋（煮）100，さわら（煮，塩焼）100，たい（煮）100，卵焼100
03：15	米飯200，あじ（煮，塩焼）100，たい（塩焼）100，さわら（味噌焼）100
03：30	海老（照焼）100
03：45	にしん（煮）100，牛肉（すき焼）100
04：00	海老（天麩羅）100，鶏（すき焼）100
04：15	ビーフステーキ100，豚肉（すき焼）100

文献16より引用．

になる．このように，一様な対応ではなく患者の状態を把握して，少しでも安全で負担のない最適な手段を見出していくことが肝要である．

5 継続的な評価と栄養マネジメント

　このほかに，歩行・認知・会話など通常のADL能力や，体重その他栄養状態など，現状と継続評価による変化量の把握が重要である．また，**肺炎患者に不必要な絶食を強いたりしない．しっかり嚥下機能評価をしたうえで，必要であれば嚥下訓練を行う．不必要な絶食によって，高齢者の嚥下機能に廃用性の低下がないように留意すべきである．**例えば，耐久性が低く長時間の坐位保持が困難であったり，食事後半は疲労で誤嚥が増えたり，

嚥下のたびに生じる無呼吸のため血中酸素飽和度が低下しがちな症例があり，このようなときは適宜小休止や食事介助，補助栄養を検討する．必要に応じて補助栄養を行っておかないと，脱水・栄養障害の増悪によりさらに嚥下障害が悪化することがあるため，継続的な栄養マネジメントが前提となる．

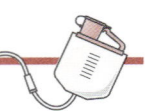

症例提示

全身耐久性を考慮した摂食・嚥下リハビリテーションを行った例

　87歳代，女性．1年前に細菌性肺炎から多臓器不全となり長期入院治療し，リハビリ病院を経て退院したが，摂食量は徐々に減り，ときどきむせていた．某日，転倒し胸腰椎圧迫骨折で入院．入院時に両側誤嚥性肺炎，尿路感染，急性心不全を呈していた．急性期治療を終え第22病日に当院に転院．身長：137 cm，体重：37→28 kg，BMI：19.7→14.9，MNA®-SFスコア：1，摂食量はきわめて乏しく，患者は「死にたい死にたい」と言っていた．

　嚥下造影検査では，嚥下パターンは比較的保たれていたが，喉頭挙上が弱く，食物の咽頭残留，嚥下後喉頭侵入の所見が目立ち，随意的な咳を促せば喀出ができた．しかし，一口ごとに血中酸素飽和度は80％台に乱高下，呼吸が乱れ耐久性も著明に低下していた．

【対応策と経過】
- 経鼻胃管を挿入して経口摂取不足分の補助栄養を併用し，栄養状態は改善しはじめた．
- 各種機能訓練中・摂食中には酸素療法を行い，呼吸の乱れなく訓練できるようになり，耐久性が向上しはじめた．
- 摂食時は，随意的な咳払い・交互嚥下のパターンを習慣づけて，頭部挙上訓練・呼吸理学療法等の間接訓練を行った．摂食量は徐々に増え，ソフト食を自力摂取でき肺炎再発なく第64病日（在院42日）に自宅退院した．
- 退院時，経口補助食品併用を勧め，在宅酸素療法を導入，毎食前に藤島式嚥下体操セット[18]（準備体操，嚥下筋と呼吸筋力トレーニングなど）を行うよう指導．外来フォローを続け，現在は普通食を食べ（水分はトロミ付加），体重は34 kgまで改善．「生きていてよかった」と口癖のように言っている．

【本症例のポイント】

・呼吸不全があると,エネルギー消耗のみならず,嚥下時無呼吸で血中酸素飽和度が低下しやすい.さらに浅い頻呼吸となれば誤嚥のリスクがさらに増すため,酸素療法の併用も有効である.
・嚥下機能評価を行って,機会誤嚥を減らすために随意咳を促す必要があり,自宅で実施継続しやすい嚥下筋・呼吸筋力トレーニングを指導するに至った.
・当初,絶望感と希死念慮ばかり訴える患者でも,適切な対応により障害の苦しみから解放されれば生きる喜びを再び享受できる方もいることを,医療介護者は認識しておく必要がある.

Pitfall

呼吸不全や耐久性低下を伴う嚥下障害者に酸素療法を行う場合,食物誤嚥の有無を酸素飽和度モニター値のみに頼ってはならない.むせない誤嚥をする患者もいるため特に注意が必要である.見極めるためには,経時的な嚥下機能評価と注意深い毎回の食事場面観察(頸部聴診など)・指導(随意的咳払いなど)が欠かせない.

参考文献

1) Teramoto, S., et al. : High incidence of aspiration pneumonia in community-and hospital-acquired pneumonia in hospitalized patients : a multicenter, prospective study in Japan. J Am Geriatr Soc, 56 : 577-579, 2008
2) 古川浩三:嚥下における喉頭運動のX線学的解析-特に年齢変化について.日耳鼻,87: 169-181, 1984
3) Kobayashi, H., et al. : Aging effects on swallowing reflex. chest, 111 : 1466, 1997
4) Gleeson, K., et al. : Quantitative aspiration during sleep in normal subjects. Chest, 111 : 1266-1272, 1997
5) Nakagawa, T., et al. : Silent cerebral infarction : a potential risk for pneumonia in the elderly. J Int Med, 247 : 255-259, 2000
6) 「薬と摂食・嚥下障害 作用機序と臨床応用ガイド」(Linette L. Carl, Peter R. Johnson/著,金子芳洋,土肥敏博/訳),医歯薬出版,pp.26-30, 2007
7) 大熊るり ほか:摂食・嚥下障害スクリーニングのための質問紙の開発.日摂食嚥下リハ会誌,6:3-8, 2002
8) 大熊るり,藤島一郎:摂食・嚥下障害スクリーニングのための聖隷式嚥下質問紙と30 ml水飲みテストの関連.日摂食嚥下リハ会誌,16:192-197, 2012
9) 窪田俊夫 ほか:脳血管障害における麻痺性嚥下障害;スクリーニングテストとその臨床応用について.総合リハ,10:271-276, 1982
10) 才藤栄一:平成11年度厚生科学研究費補助金(長寿科学総合研究事業)「摂食・嚥下障害の治療・対応に関する総合的研究」研究報告書,pp.1-18, 1999

11) 高橋浩二：頸部聴診法．「嚥下リハビリテーションと口腔ケア n-Books4」（藤島一郎，藤谷順子/編），メヂカルフレンド社，pp.20-21，2001
12) Yoneyama, T., et al.：Oral care and pneumonia. Oral Care Working Group. Lancet, 354：515, 1999
13) 日本摂食・嚥下リハビリテーション学会医療検討委員会：嚥下内視鏡検査の手順2012改訂．日摂食嚥下リハ会誌，16：302-314，2012
14) 日本摂食・嚥下リハビリテーション学会医療検討委員会：嚥下造影の検査法（詳細版）日本摂食嚥下リハビリテーション学会医療検討委員会2011版案．日摂食嚥下リハ会誌，15：76-95，2011
15) 「嚥下障害 その病態とリハビリテーション」（Michael E. Groher/著，藤島一郎/監訳），医歯薬出版，pp.163-164，1989
16) 「臨床栄養ディクショナリー改定第3版」（橋爪孝雄/監，山本みどり，佐々木公子/編），メディカ出版，p.136，2005
17) 胃瘻からの半固形短時間注入法の効果についてのエビデンス．「胃瘻からの半固形短時間摂取法ガイドブック」（合田文則/著），医歯薬出版，pp.27-34，2006
18) 藤島式嚥下体操セット．「嚥下障害ポケットマニュアル 第3版」（藤島一郎/監著，聖隷嚥下チーム/著），p.292，医歯薬出版，2011

第4章 高齢化社会における栄養管理の実際

2 長期療養型病床における高齢者の栄養管理

赤津裕康

Point

- 長期療養型の入院は，急性期治療を終えて病状が安定しても在宅・介護施設管理が困難で治療継続が必要なケースである．よって慢性疾患，複数の疾病を併発しているケースが多いが，社会的入院のケースもある

- 当院での症例は脳血管障害と認知症が過半数を占める．脳血管障害は一時的に経口困難になる場合があり，認知症も拒食をきたす場合があるため精力的な栄養学的介入が必要である

- 加齢とともに担癌率は上昇するため，常に悪性腫瘍の可能性を栄養管理のうえでも念頭におく

- 恒常性維持能力や免疫力は加齢とともに落ちるため，モニタリングを怠らずに行う必要がある

はじめに

　1992年以来，医療機関は機能別に体系化され，2001年の医療法第4次改訂で医療区分が5つに種類分けされ**療養型病床**が確立された．急性期治療を終えて病状が安定しても介護やリハビリを要する場合や慢性疾患での治療継続が必要な場合がその入院対象となる．制度的に療養型病床は，医療保険が適応される医療保険型療養病床と介護保険が適応される介護療養型医療施設に分けられる．

　一般（急性期）病院に入院した高齢者と長期療養型病床（以後，療養型）に入院した高齢者は，医療・治療が必要な"高齢者"としては同じである．しかし，療養型に入院となる高齢者は，一般病院での入院治療が"ほぼ"終了したが継続治療が必要な場合や一般病院への治療入院の適応がない症例である．そのような症例は生理的な運動機能，認知機能の低下に加えて栄養不良を合併して入院となる場合が多い．当院（さわらび会福祉村病院）

における死亡退院患者について，入院時，および退院時の状況を**表1**に示した．このようなケースは慢性疾患をすでに多数併発している場合も多く，医学的治療以上に栄養介入が重要となる場合もある．

療養型に入院してくるケースでは医学治療と同様"**どのような栄養学的介入をどこまでするか**"という問題が重要となる．複数の慢性疾患を抱えた末期高齢者において人工栄養を含めての栄養学的介入をどこまでするの

表1 ● 2011年全死亡退院患者の入院時/退院時の栄養状況

	入院時	死亡退院時
n	230名	
平均年齢	―	86.1±9.1
MNA®-SF	5.6±2.5*	0
BMI	18.5±3.7*	16.7±2.9
Alb	3.3±1.4*	2.6±0.9

MNA®-SF：mini nutritional assessment®-short form
BMI：body mass index, Alb：Albumin
＊入院時データはカルテから拾い上げることのできた症例のみとした．

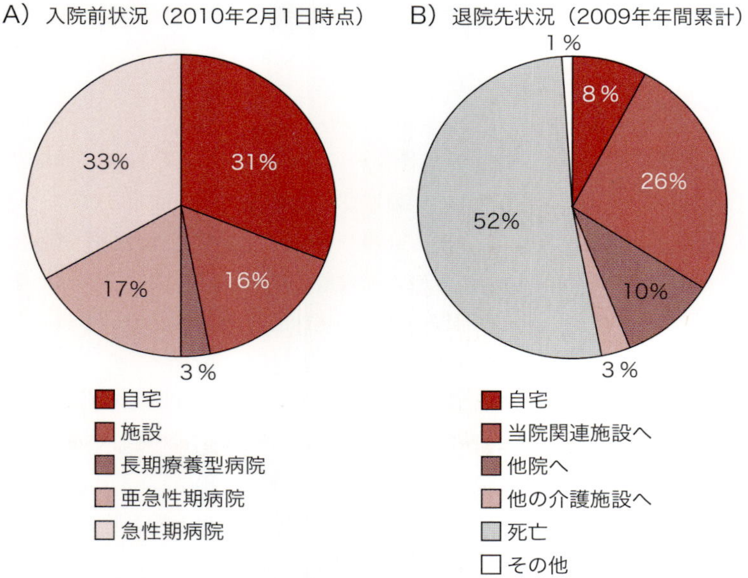

A）入院前状況（2010年2月1日時点）

- 31% 自宅
- 16% 施設
- 3% 長期療養型病院
- 17% 亜急性期病院
- 33% 急性期病院

B）退院先状況（2009年年間累計）

- 8% 自宅
- 26% 当院関連施設へ
- 10% 他院へ
- 3% 他の介護施設へ
- 52% 死亡
- 1% その他

図1 ● 入院患者の入院前の生活環境と退院先（福祉村病院）

か．看取りの議論は本題からは外れるが，患者の現状を的確に把握し，介入の有用性，本人・家族へ与えるプラス面/マイナス面を本人・家族へ丁寧に説明し，意向を汲み取りつつ方針を決めていく姿勢が大切である．

1 福祉村病院の現状

　当院は487床の療養型（医療：261床，介護：226床）で，平均在院日数は医療：277.7日，介護：1954.9日，全体：469.9日であった（2012年10月現在）．1982年の開設当初より脳血管障害と認知症のリハビリテーション，介護管理に力を入れている．入院患者の入院前状況と退院後の状況を図1に示す．介護病棟入院患者は在宅・施設介護が不可能になった認知症患者が主体で，平均在院日数は5年を超えている．入院患者の栄養投与ルートと日常生活動作（ADL）の現状を図2に示す．約半数は経口摂取が可能で，ADLについては車椅子以上の活動性を有していた．それぞれの栄養投与ルート別の疾患分布を図3に示す．経口摂取患者はAlzheimer病（AD）に多い．相対的に経腸栄養患者内では血管障害患者の比率が多く，中心静脈栄養（total parenteral nutrition：TPN）の患者のなかでは肺炎後廃用による臥床患者の比率が多い．患者構成がそのまま反映されている可

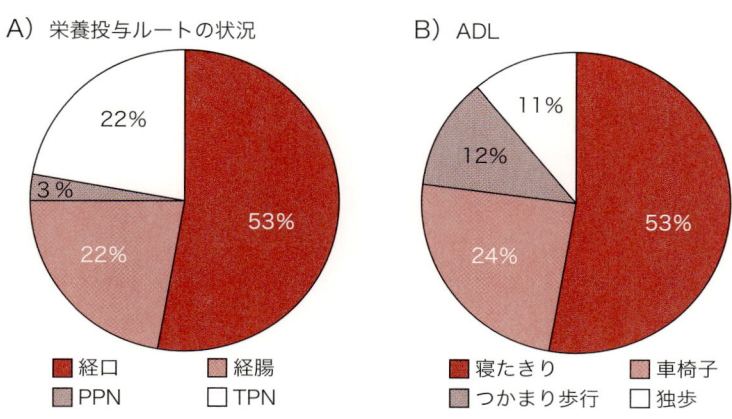

図2● 入院患者の栄養投与ルートとADL（福祉村病院）
PPN：peripheral parenteral nutrition（末梢静脈栄養）
TPN：total parenteral nutrition（中心静脈栄養）

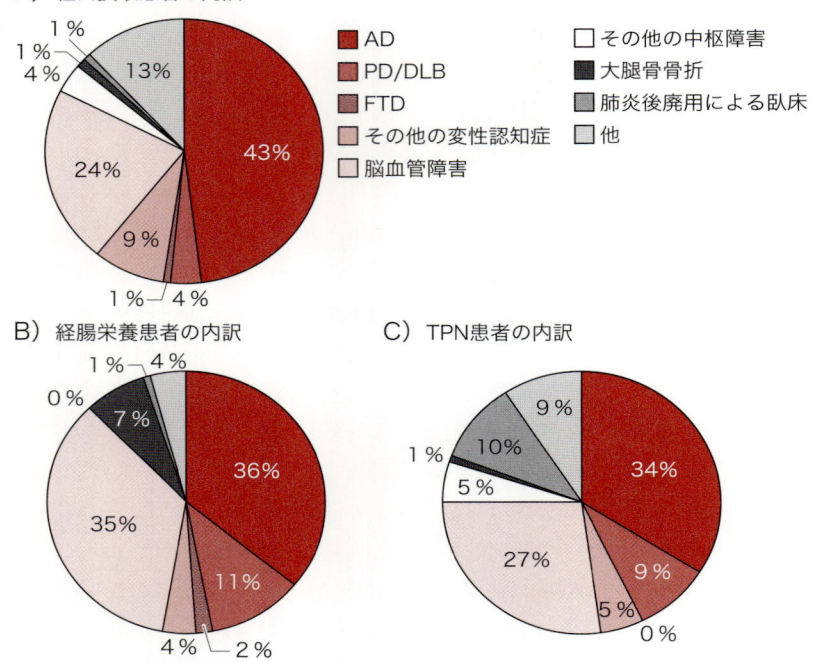

図3● 栄養投与ルート別の病態内訳（福祉村病院）
AD：Alzheimer病，PD/DLB：Parkinson病/Lewy小体病，FTD：前頭側頭型認知症，TPN：中心静脈栄養

A）経口摂取患者の内訳：AD 43%，その他の変性認知症 24%，脳血管障害 13%，PD/DLB 9%，FTD 1%，その他の中枢障害 4%，大腿骨骨折 1%，肺炎後廃用による臥床 4%，他 1%

B）経腸栄養患者の内訳：AD 36%，その他の変性認知症 35%，PD/DLB 11%，FTD 2%，その他の中枢障害 4%，大腿骨骨折 7%，肺炎後廃用による臥床 1%，他 4%，脳血管障害 0%

C）TPN患者の内訳：AD 34%，その他の変性認知症 27%，PD/DLB 9%，FTD 5%，脳血管障害 0%，その他の中枢障害 1%，大腿骨骨折 5%，肺炎後廃用による臥床 10%，他 9%

能性もあるが，**ADL，栄養投与ルートを決定づけた疾患は認知症と脳血管障害が大半**であった（図4）．

　後期高齢者で脳血管障害や認知症を併発して入院した場合に，軽快退院となるケースはきわめて少ない．介護上の問題からも自宅に戻る患者は皆無に近い．認知症では進行とともにADLが低下し，経口摂取が困難となり人工栄養などの栄養介入が必要となる．脳血管障害の場合，原疾患は進行性ではないが，寝たきりによる廃用，嚥下力の低下，免疫力の低下から肺炎を併発することが多い．当院では"看取り"体制の議論は途上であり，基本的に適応症例ほぼ全例に人工栄養を施行している．胃瘻などで状態が安定すれば介護施設に移ることもあるが，栄養学的介入を積極的に行っても**図1Bのごとく退院患者の半数以上が死亡退院で，栄養状態も劣悪**となっていた（表1）．

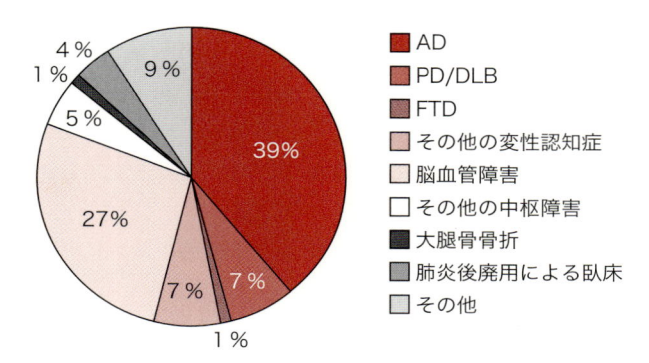

図4 ADL，栄養投与ルートを決定づけた疾患（福祉村病院）

凡例：AD / PD/DLB / FTD / その他の変性認知症 / 脳血管障害 / その他の中枢障害 / 大腿骨骨折 / 肺炎後廃用による臥床 / その他

値：39%，7%，1%，7%，27%，5%，1%，4%，9%

　総論的な事項や合併症も含めての疾患ごとの各論はほかに譲るとして，われわれの経験のなかでわずかながら効を奏した症例や失敗例，病理解剖により学んだ症例を提示する．また，機能栄養食品介入試験結果を踏まえて，長期療養型病床における末期高齢者の栄養管理について述べる．

症例提示

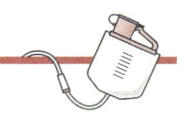

① 胃瘻からの脱却例

【臨床診断】 Alzheimer病，心筋梗塞，被殻出血，肺塞栓：要介護5

80歳代，女性．

X年 Alzheimer病を発症．X＋1年12月 右被殻出血．

X＋2年1月　肺塞栓を併発．

　　　　2月　認知症，左下肢麻痺のリハビリ目的で当院入院．
　　　　　　　入院当初から好き嫌いが激しく，食事摂取量のムラが目立つ．

　　　　3月　食事中の感情失禁と不穏等が目立ち，食事拒否がみられはじめた．

　　　　4月　補食，補液を行っても脱水傾向となり，やむを得ず内視鏡的胃瘻造設を施行．

　　　　6月　嚥下訓練の実施でビタミンゼリーを1日1パック（P）経口摂取できるようになる．

X＋3年7月　嚥下訓練時や口腔乾燥時にウエットケアプラスを開始（5〜6回/日）

　　　　　10月　エンジョイゼリー（Eゼリー）1日1/2P
　X＋4年1月　体重39.5 kg，BMI 16.0
　　　　　4月　朝：胃瘻栄養500 kcal，昼・夕：各Eゼリー1Pの経口摂取
　　　　　　　が可能となり，本人より"おいしい""もっとおくれん"と．
　　　　　7月　体重43.8 kg，BMI 17.8
　　　　　8月　昼のみ普通食200 kcalベース食を開始し翌週には300 kcal
　　　　　　　へup．体重44.6 kg，BMI 18.13
　X＋5年1月　昼・夕：普通食700 kcalベース食へup　～現在に至る
　今後，3食とも病院給食への移行検討中．体重42.7 kg，BMI 17.3

【考　察】
　認知症に血管障害を併発し拒食から経口摂取が不可能になった症例であった．やむを得ず胃瘻の導入に踏み切ったが，
　①食欲が存在する．②咀嚼，嚥下が可能．③上部腸管に閉鎖性病変が存在しない．④小腸に適度の運動と表面積があること
などの理由から経口摂取を断念せず，胃瘻からの栄養学的介入とともに嚥下訓練を積極的に行って経口摂取が再開できた症例であった．嚥下訓練を開始するための条件としては，
　①バイタルサインが安定している．②リスク管理がしっかりとなされている．③意識が覚醒する時間がある．④脳血管障害の進行がない．⑤嚥下反射を認める．
などがあげられる．
　胃瘻の導入では，その適応について慎重に検討するべきである．一方で，**胃瘻造設後も条件が揃えば経口摂取の可能性の追求と積極的な栄養学的介入が必要である**ことを教えてくれた症例であった．

コツ

高齢者の胃瘻造設は賛否両論であるが，いろいろな意味で胃瘻の有効性を発揮できる"時期"は存在する．その時期を見逃さず，また造ったままにしないことが重要である．経口摂取再開の模索や胃瘻離脱の検討をなおざりにしてはいけない．われわれの経験でも，14％が胃瘻造設後に経口摂取を再開できた[1]．高齢者の胃瘻管理の詳細に関しては他書を参照していただきたい[2]．

2 高齢者の経管栄養管理のポイント

高齢者の経管栄養管理では主観的包括的栄養評価（subjective global assessment：SGA），客観的データ栄養評価（objective date assessment：ODA），高齢者向け栄養アセスメントツールMNA®（mini nutritional assessment®）などを用いて栄養評価を行い，投与量を勘案する．

投与カロリーは現体重，理想体重を参考に基礎代謝を求めるHarris-Benedict計算式[※1]を用いて必要量を推定することが基本となる．しかし，脳梗塞等で脳内の酸素，糖消費量が低下したり，寝たきりで廃用性に筋萎縮が進行している場合は理論値が当てはまらないケースも多い．水分，電解質もわずかなストレスでバランスを崩す場合が多い．いずれにおいても，頻回に再評価して補正する必要がある．

症例提示

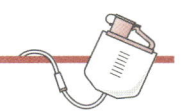

② 広範な左中大脳動脈領域の脳梗塞発症後，転移性肝癌で死亡した一例

【臨床診断】脳梗塞，胃癌，転移性肝癌

60歳代後半男性．

X年2月　広範な左中大脳動脈領域の脳梗塞発症．

　　3月　内視鏡的胃瘻造設術施行時に胃癌（BorrmannⅡ型，Group Ⅴ）が発見された．

　　6月　長期療養のため当院に転院した．1,200 kcal/日にて経管栄養管理．

　　11月　経口摂取を開始．

　　12月　全量を口から摂ることができた．

X＋1年10月　時に発熱をきたした．血中Na濃度が低値であったので経口的に補正した．

　　12月　38.9℃の発熱と脱水を認め補液を開始した．この段階でNaは高値となっていたため慎重に補正した．以後，心不全，肺炎を併発

[※1]：Harris-Benedictの式
　　基礎エネルギー消費量（BEE）を算出するために用いられる数式．

し，洞性頻脈が続いた．12月下旬には中心静脈カテーテル（central venous catheter：CVC）を挿入・留置し，TPNを開始した．

X＋2年1月　総ビリルビン3.3 mg/dLと上昇し，腹部CT検査にて肝内に転移を思わせる多発陰影を認めた．胸部X線でも異常陰影を認め，血液検査結果においてもαFP 1360.6 ng/mL，CYFRA21-1 10.5 ng/mL，NSE 17.5 ng/mLと腫瘍マーカーが異常高値であった．徐々に全身状態が悪化し，1月末に死亡された．

【病理解剖所見】

脳：左中大脳動脈領域の広範囲陳旧性脳梗塞，錘体路の二次変性，橋中心性壊死（central pontine myelinolysis：CPM，図5），老人斑スケール CERAD：B，Braak：B，神経原線維変化スケール Braak stage Ⅱ，嗜銀性顆粒（－），α-synuclein（－）

全身臓器：
　　左下葉原発　肺癌　手拳大　中分化腺癌
　　転移：右肺，肝，副腎
　　胃癌：噴門部　Borrmann Ⅱ型　中分化腺癌
　　肺気腫，肺炎
　　虚血性心筋障害

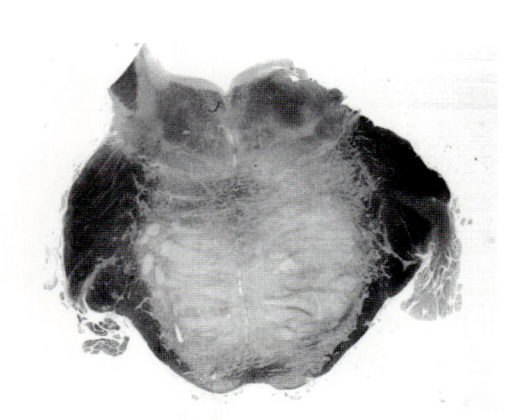

図5　橋中心性壊死の髄鞘染色のルーペ像
中央の横橋線維は本来青く染色されるが脱色している．カラーアトラス図4参照（p. 9）．

Pitfall

① 加齢と癌の発生率

加齢とともに癌の発生率が上昇することは，栄養管理においても肝に銘じておくべきである．**症例提示**②では，胃瘻造設時に偶然胃癌が発見された．転移は胃癌原発と考えたが肺原発を併発したdouble cancerであり，肝転移などは肺が形成したものであった．

② 橋中心性壊死（CPM）

症例提示②では脳梗塞による意識レベルの低下もあったが，生前に全く察知されていなかったCPMを認めた．これは，電解質の急激な補正による浸透圧の変化で生ずる脱髄を主体とした病理変化と解釈されている．主治医はそのリスクを承知しており，電解質の補正には慎重を期していたつもりであった．しかし，結果的に病理像でCPMを認めた（**図5**）．**高齢者は尿細管機能が低下しており，経口摂食状態でも血中Na値は低下傾向になる**．このため今回は，食塩で経口補正を行っていたが脱水を併発した結果高Naとなり，細胞外液主体で補正を慎重に行った．しかし，補正の速度が過度に速かったと考えられる．

3 高齢者に用いる経管栄養剤

第2章に述べられているように高齢者は多くの疾患を抱えるため，疾患の特性と生理的加齢の特性も把握しつつ栄養管理を行う必要がある．昨今は**病態別の経管栄養剤にも豊富なラインナップ**があり，病態に応じた栄養剤の選択が可能である．形態に対する工夫も必要である．例えば**半固形化**は本邦発の胃瘻管理での合併症予防策であり，また寒天を用いた固形化で血糖管理が可能となった症例もある[3]．

また成分として，

1) **不飽和脂肪酸**には抗酸化，抗炎症作用が期待され，それを豊富に含んだ栄養剤の癌悪液質改善効果は広く認められつつある．高齢者においても慢性炎症状態や鉄代謝が改善することが期待され[4]，さらなるデータの蓄積が望まれている．

2）**シンバイオティクス**[※2]については炎症性腸疾患で良好な成績が得られているが，高齢者にも応用されるべきと考える．われわれは，インフルエンザワクチン接種に合わせてシンバイオティクス介入試験を行い，便性の改善のみならず免疫能改善も期待できる結果を得ている[5]．

4 長期静脈栄養管理

終末期高齢者に対する人工栄養，特に静脈栄養管理に関しての厳密な適応は今後の議論を待つしかない．現実問題として，経管栄養管理中に喀痰量の増加などがみられる患者に対し，回避的にTPNが選択されている．当院での現状を**表2**に示した．基本的に胃瘻栄養中に喀痰量の増加や嘔吐等のトラブルのため回避的にTPN管理となる傾向がある．**TPN施行例は胃瘻栄養施行例より高齢で，栄養状態はさらに悪い**．胃瘻栄養による間接的な延

表2● 福祉村病院　胃瘻栄養/TPNの実態（2012年2月現在）

	胃瘻栄養	TPN
患者数	98名 （経鼻栄養チューブ使用の6名を除く）	104名 （体重等が測定不可の3名を除く）
平均年齢（歳）	80.1±10.1**	85.9±9.7
平均継続期間（カ月）	13.9±18.6	10.6±10.5
平均体重（kg）	38.0±6.2**	35.1±6.6
BMI	17.0±2.4*	16.1±2.7
投与kcal	978.7±191.6**	765.9±195.8
Alb（mg/dL）	3.1±0.4** （9例未実施）	2.9±0.5 （19例未実施）
TP（g/dL）	6.7±0.6* （10例未実施）	6.5±0.7 （19例未実施）
トランスフェリン（mg/dL）	215.7±42.8**	159.9±51.0 （1例未実施）

＊$p<0.05$　＊＊$p<0.005$

※2：シンバイオティクス
　プロバイオティクスとプレバイオティクスを一緒に摂取すること，またはその両方を含む飲料や製剤などをシンバイオティクス（synbiotics）と呼ぶ．

命が問題となっているが，TPN管理の施行期間は平均10カ月以上であった．

長期TPNを余儀なくされた場合は水分，カロリー，3大栄養素の調整に加えビタミンや微量元素の調整も重要となってくる[6,7]．現在，微量元素には本体に添加されている製剤と総合配合製剤とがある．**銅やマンガンなどはわずかな肝代謝，胆汁排出の変化で変動するため，理想的には個別調整が望まれる**．また，モニターできるのは血中濃度であるので，長期投与における組織内の過不足は全く不明であり，今後の研究が望まれる．

症例提示

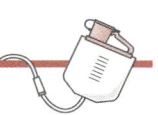

③ 右鼠径静脈血栓形成を併発し死亡した一例

【臨床診断】認知症（Alzheimer病型認知症の疑い），肺炎，脂質異常症

X年（70歳代）頃より，今まで自分でできていたことができなくなった．

X＋5年　徘徊が多くなり，警察に保護されたことがあった．同年5月に当院受診．7月に家族の介護疲れが激しく入院となった．

【入院後経過】

X＋5年7月　独歩にて入院．食事は自力摂取可能で，眠前薬内服するも妻を探して終夜徘徊していた．スタッフの後をついて回る，おむつ外し，便失禁，裸になる，他の患者の車いすを押すなどの行為が認められた．

X＋6年2月　肺炎と診断され医療病棟へ転棟となり，TPN管理となった．

　　　　4月　眼球上転を認め，頭部CTにてくも膜下出血と診断され同日死亡．死亡日，経過約半日で呼吸不全，チアノーゼ，血圧低下，および意識レベルの低下を認め，肺塞栓，脳幹梗塞などによる状態の急変を考えた．

【病理解剖所見】

頭頸部：Alzheimer病，慢性硬膜下出血，圧迫性頸髄症

全身臓器：右下葉気管支肺炎，軽度の肺気腫，左室陳旧性心筋梗塞，虚血性心筋障害，良性腎硬化症，腎盂腎炎，右鼠径静脈血栓形成（図6），細菌感染，全身臓器の萎縮，悪液質，骨髄低形成，新鮮なくも膜下出血（−），窒息（−），肺動脈塞栓（−）

直接死因：肺炎による呼吸不全，カテーテル関連血流感染症による敗血症？

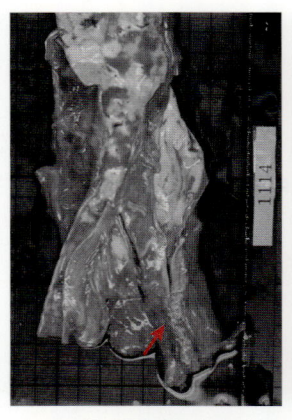

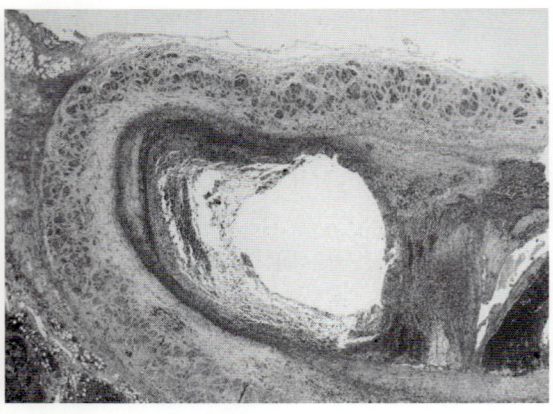

図6● 右鼠径静脈血栓の実例
右鼠径静脈内にみられた巨大血栓（→）と顕微鏡像〔ヘマトキシリンエオジン（HE）染色〕．カラーアトラス図5参照（p.9）．

> **Pitfall**
>
> ③ 長期カテーテル留置の注意点
>
> 症例提示③はTPN導入2カ月で，カテーテル関連血流感染症から血栓形成，敗血症に陥った可能性が否定できない症例であった．骨髄低形成も認め，免疫機能にも問題があったのかもしれない．長期カテーテル留置の場合は，常にこのような状況を考慮しておく必要がある．

まとめ

　長期療養型病床における栄養管理については，その**症例の予後や本人・家族の希望，社会的要因等が絡み合い一元的に述べることはできない**．当院を含めて"超高齢者の最終的な栄養管理"をみている施設は多い．マンパワー，社会的慣習も含めて理想と現実が複雑に絡み合っている現状で，今後はリビングウィル，看取りの問題も含めて**国民的議論，栄養・医療に対する啓蒙活動，早期の自己決定・意思表示体制や法的整備が望まれる**．

　栄養評価法や栄養投与ルートとその管理については高齢者向けの方法が確立されている状況ではなく，また個人差も大きい．このため，長期療養

型病床における栄養管理を一概に論ずることは困難である．データの集積やコンセンサスの統一など今後に期待する面も多いが，本項では一般論的内容はほかに譲り経験した症例を提示するに留めた．

　理想的な長期療養型の栄養管理論には程遠いが，**高齢者の病理解剖症例より得られた経験は，高齢者の栄養管理においても学ぶ点が多いことを教えてくれた**．乏しい経験のなかで経験した症例を通して少しでも読者各位の日常業務の一助・参考になれば幸いである．

謝辞

　当院でのPEG導入，NST活動を全面的に支えてくださった医療法人さわらび会理事長 山本孝之先生，病理解剖により高齢者の病態解明にご尽力いただき，今回の症例資料の使用にも快諾いただいた医療法人さわらび会福祉村病院神経病理研究所所長 橋詰良夫先生，症例提示に快諾いただきました斉藤友紀子先生，松山善次郎先生，II病棟2階スタッフの皆様，今回のデータ収集，解析にあたり全面的に協力いただきました山本淑子総看護師長をはじめ師長室の皆様，NSTスタッフの皆様，ならびに山中美砂代医事課長に心から感謝いたします．

参考文献

1) 蟹江治郎 ほか：老人病院における経皮内視鏡的胃瘻造設術の問題と有用性．日老医誌，35（7）：543-547, 1998
2) 赤津裕康：高齢者における胃瘻管理．臨床栄養，118（6）臨時増刊：658, 2011
3) 赤津裕康 ほか：固形化経腸栄養剤の投与により血糖管理が容易になった1例．日老医誌，42（5）：564-566, 2005
4) 赤津裕康 ほか：経管栄養管理高齢者におけるEPA・DHA配合流動食介入によるアディポサイトカインへの影響．静脈経腸栄養，27（1）：279, 2012
5) Akatsu, H., et al.：Clinical effects of probiotic Bifidobacterium longum BB536 on immune function and intestinal microbiota in elderly patients receiving enteral tube feeding. JPEN Parenter Enteral Nutr, 2012 ［Epub ahead of print］
6) 赤津裕康 ほか：高カロリー輸液にて栄養管理している高齢者における栄養・微量元素の推移に関する研究．新薬と臨床，58（11）別冊，2009
7) 赤津裕康 ほか：高齢者における完全静脈栄養管理時のビタミンの検討．静脈経腸栄養，26（3）：977-982, 2011

第4章 高齢化社会における栄養管理の実際

3 在宅要介護高齢者の栄養管理

神田 茂

Point

- 在宅要介護高齢者では低栄養が問題となっていることが多い
- 在宅診療では計測や検査に制約があるが，疾患と生活や介護のかかわりを捉えやすい
- 訪問栄養指導，訪問リハビリ，訪問歯科衛生指導は，ADLやQOLの改善効果を期待できる
- 在宅での栄養管理は，患者や介護者の暮らしを妨げないようなアレンジを要する

1 在宅要介護高齢者の栄養状態の実態

　筆者が勤務するかなめ病院（愛知県名古屋市）からの在宅訪問診療を受けている要介護高齢者の栄養状態は，BMIを指標とした場合18.5未満の患者数の割合が36％，血清アルブミン値を指標とした場合3.5 g/dL以下の患者は40％で，約4割の患者が低栄養と推定された（図1）．全国調査でも同等の報告があり，**在宅要介護高齢者では低栄養が問題となる**．

　当院の在宅患者の調査では，主観的包括的栄養評価（subjective global assessment：SGA）を用いた低栄養の判定に対して，BMIや体重減少，食事摂取量のほか，誤嚥の有無や認知症などの神経疾患，抑うつ，口腔トラブルが強い関連性を示した．また，頻度は少ないが薬剤の副作用に起因する食欲低下は可逆的であるため可能性を念頭におく．疾患だけでなく，**介護体制や家屋の構造，経済状態も患者の栄養に強く影響する**ことも在宅療養における特徴である．

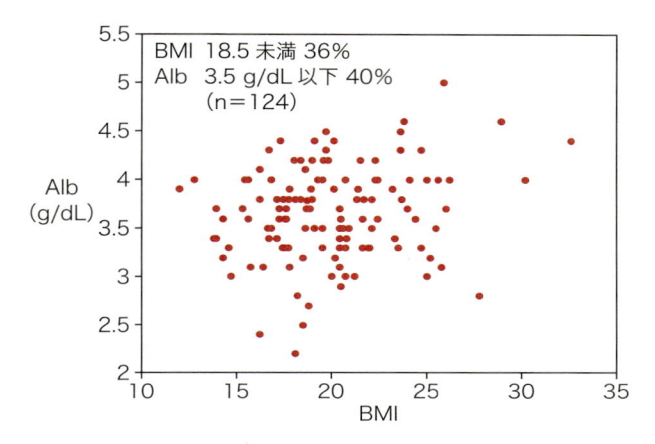

図1 ● 在宅訪問診療を受けている高齢者のアルブミン値と BMIの分布（当院での実態）

2 在宅での栄養状態の評価の実際

　栄養状態の評価において身長や体重の計測は必須だが，在宅訪問診療を受ける患者では高度亀背や四肢屈曲拘縮，立位不能により計測が困難であることが多い．身長の推計はさまざまな方法があるが，現在は下腿長からの推計が最も一般的である．正式な下腿長の測定には専用の大きなキャリパーが必要だが在宅診療の現場では煩雑になるため簡易法も提唱されている（図2）．

　体重は栄養状態の判断だけでなく溢水や脱水の鋭敏な指標でもあるため，できるだけ計測しておくべきである．体重の測定は，車椅子ごと測ることのできる体重計やリフト型体重計のある施設の利用がある場合はその機会に計測する．そのような機会がない場合は同種の家庭用機械式体重計2台の表示部を外側に向けて板をのせ2台をまたぐように車椅子ごと計測，1人あるいは2人で抱えて一緒に体重計にのるなどの方法がある．

　医療機関内での栄養指導では記録用紙や写真を利用して食事調査を行うことが多いが，在宅診療の現場では時間の折り合いがつけば実際の食事を観察することで多くの情報を得られる．この際には食物の栄養調査だけではなく，食物形態，食事介助の方法や摂食姿勢，摂食・咀嚼・嚥下状態の観察も行うことが重要である．

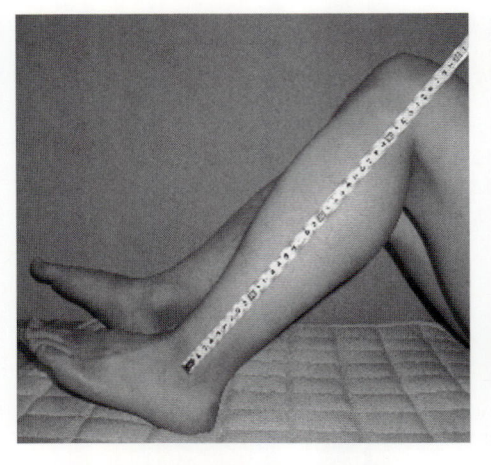

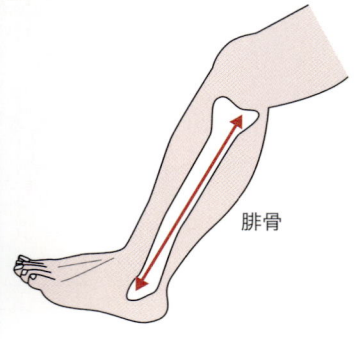

腓骨頭最隆起部と外踝最隆起部の距離をメジャーで計測して簡易下腿長とする
推定身長（cm）＝49.6＋3.23×（簡易下肢長 cm）

図2● 65歳以上を対象とした簡易下腿長から身長の推定
文献1より転載．

3 在宅訪問栄養指導

　在宅訪問栄養指導の効果について井上啓子らの報告では，体重・BMI，MNA®※，ADLに改善が認められた[2]．また，QOLでは身体的健康度（CPS）スコアおよび精神的健康度（MCS）スコアには介入前後に有意差がなかったが，下位項目の検討では有意に改善したものもあった（**表**）．

　在宅訪問栄養指導には，2000年からは医療保険だけでなく介護保険も利用できるようになった．管理栄養士が医師の指示のもとに実施するが，一般の診療所が個々に管理栄養士を配置することは難しく，実績は低迷している．医師会や有志の医療機関群などで管理栄養士を共同利用する試みがはじまるなどの機運もあり，2008年からは各都道府県の栄養士会に県レベルの栄養ケア・ステーションが設置された．市町村レベルで実際に訪問栄養指導を行う栄養ケア・ステーションを展開していくための人材育成が進

※：MNA®（mini natritional assessment®）
問診表を主体とする簡便なスクリーニング法．6個の予診項目（14ポイント）と12個の問診項目（16ポイント）からなる．予診で11ポイント以下の場合には，「栄養障害の疑いあり」としてさらに詳細な12項目の問診を行う．

表 ● 訪問栄養指導介入前後の比較

	介入時	介入後	p値
体重（kg）	50.1 ± 10.3	51.0 ± 10.1	0.01
BMI（kg/m²）	21.2 ± 3.4	21.4 ± 3.2	0.01
訪問栄養指導回数（回/月）	1.6 ± 0.7	1.5 ± 0.5	ns
直近のアルブミン値（mg/dL）	3.9 ± 0.4	3.9 ± 0.4	ns
MNA®（点）	20.1 ± 4.4	21.1 ± 3.6	0.05
SF-8 PCS（点）	36.1 ± 9.8	37.1 ± 9.5	ns
SF-8 MCS（点）	46.3 ± 7.1	47.7 ± 8.5	ns
ADL（点）	52.4 ± 32.7	54.7 ± 32.2	0.01

文献2より引用．
PCS：physical component summary（身体的健康度）
MCS：mental component summary（精神的健康度）

められ，2012年には在宅訪問管理栄養士の認定制度も発足した．今後は一般の診療所でも管理栄養士による栄養指導を依頼しやすくなっていくと思われるので，栄養ケア・ステーションの利用拡大が期待される．

4 在宅訪問リハビリテーション

　栄養管理は単に栄養指標の数値を改善するためにのみされるのではなく，結果としてADLやQOLが改善することを目標とする．Fiataroneらは100人のナーシングホーム入所者を下肢筋力トレーニングや1日360 kcalの経腸栄養食品を摂取する群と，レクリエーション活動や1日4 kcalの人工甘味料で栄養食品と同等の甘さの飲料を摂取する群に無作為に振り分け10週間観察を行った[3]．その結果**栄養補充とトレーニングを同時に利用することで筋力やADLの改善効果が増す**ことを報告している（**図3，4**）．

　在宅訪問リハビリテーションも在宅訪問栄養指導同様にケアマネージャーや本人家族におけるサービス選択の優先度が低いが，訪問看護ステーションからの派遣が可能となって利用しやすくなっている．ただし，言語聴覚療法士による摂食・嚥下のリハビリテーションは，療法士の不足のため一般にはまだ十分に普及していない．いずれにしても現状では主治医が利用を推奨していくことが肝要である．

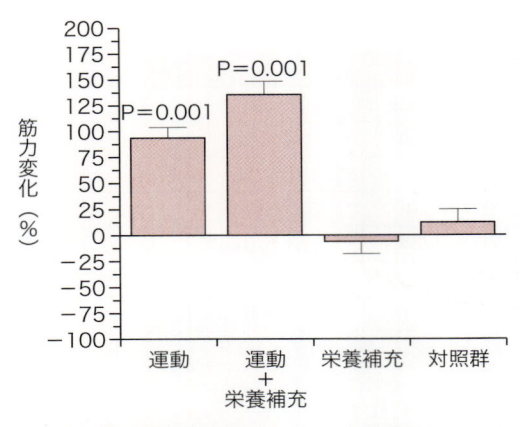

図3 ● 栄養補給と筋力トレーニングを行ったときの筋力変化
文献3より引用.

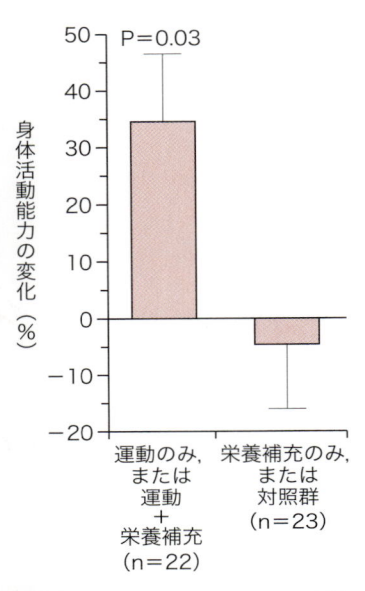

図4 ● 栄養補給と筋力トレーニングを行ったときの身体活動能力の変化
文献3より引用.

5 在宅訪問歯科衛生指導

　米山武義らが施設入所高齢者を無作為に口腔ケア群（介護者による毎食後の歯磨きと1％ポビドンヨードによる含嗽，週に1回の歯科医師もしくは歯科衛生士による専門的，機械的口腔清掃）と対照群に分けた介入研究では，熱発発生率が口腔ケア群でおよそ1／2と少なく，肺炎の発症や死亡の抑制効果が認められた（図5）[4]．

　要介護高齢者の約20％には摂食・嚥下障害が存在し，専門的な口腔ケアや摂食・嚥下リハビリテーションが必要であると推定されている．一方で在宅要介護高齢者に実施されている歯科治療の内容は義歯や被覆冠の不適合や未装着に起因する咀嚼障害に関連したものと，歯周病やう歯など歯科疾患の処置が主体で，口腔ケアなどの予防的対策は推定充足率3.6％と十分に行われていない．また，介護保険の居宅療養管理指導を歯科医が実施している歯科診療所は全国平均で4.0％，歯科衛生士が実施しているのは2.7％にとどまっている．

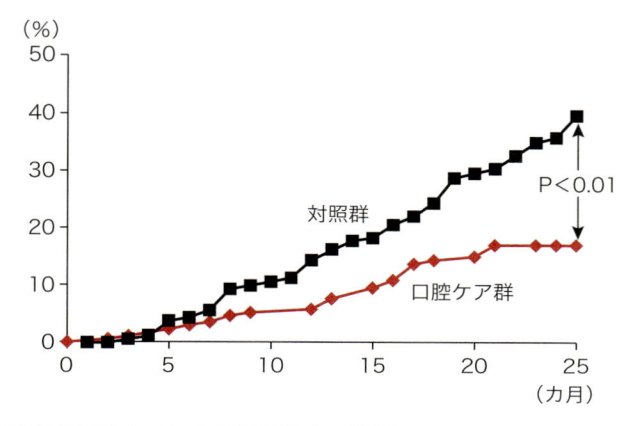

図5● 口腔ケアによる熱発頻度の抑制
文献4より引用.

今後，医科と歯科が連携して専門的口腔ケアを広めることで，誤嚥による呼吸器感染症や栄養状態の悪化予防に貢献できることが期待される．

6 在宅での中心静脈栄養管理

　CV（central venous：中心静脈）ポートが普及したため在宅での中心静脈栄養は以前に比べ安全性や利便性が向上し，QOLに配慮しやすくなった．

　通常週1回程度フーバー針の差し替えが必要だが，抜針した状態ではカテーテルやポートは完全に皮下に隠れるため，差し替えのタイミングを利用して入浴ケアを実施することもできる．

　家庭用の携帯型輸液ポンプは輸液ルートのセットがカセット式になっていて，簡単確実に輸液ルートが組立てられるよう工夫されている．訓練を受ければ介護者が輸液バックやルートの交換を行うことができる．ポンプを利用すると輸液バックを高い位置に吊るす必要はなく，腰にぶら下げて歩くことができるので，ある程度屋内での活動がある患者には便利である．また，輸液スケジュールも設定通りに遂行できるので補液量が多いときにも有用である．一方でポンプは微細な気泡が混在するだけでアラームが鳴り停止してしまうなど，本人や家族がトラブルに対して適切に対処できる能力を必要とする．

循環器疾患や糖尿病がない場合は輸液を安全な範囲で早く終わらせて間欠的に行うことができる．この場合必ずしも輸液ポンプは必要ではなく，夜間に輸液すると昼間に輸液ルートにつながれず活動の自由度が増すメリットがある．

7 在宅での経管栄養管理

胃瘻ボタン交換時の特定医療材費保険算定はX線で確認することが条件となっているので，在宅診療の場合，胃瘻ボタンの交換は病院や診療所で行うか在宅用ポータブルX線で検査を行わなければならない．成分栄養（エレンタール®）を利用して在宅成分栄養経管栄養法指導管理料を算定する場合，胃瘻ボタン等の材料費は指導管理料に包括され保険請求上，診療報酬明細書には記載されないのでX線撮影が行えないケースでも請求上の問題はない．ただし，瘻孔が造設後6カ月以上経過していないなど胃壁と腹壁の癒着が不安定な可能性がある場合や，ボタン交換時に瘻孔に物理的ストレスがかかりやすいダンパー式を利用している場合には，やはり造影剤注入によるX線検査での確認が望ましい．

症例提示

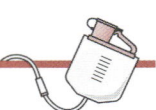

食事介助にかかわる虐待

【診　断】重度認知症

90歳代，女性．重度認知症のため基本的ADLは全般に要介助で尿便意がなく寝たきり状態．長男夫婦と同居し主に長男が介護している．訪問診療時に右前腕の裂傷に気づいたものの介護者に聞いても原因がわからないとのことであったが主治医は気に留めていなかった．その後，訪問看護師から虐待の疑いがあると主治医に報告があった．

介護のどんな点が大変か長男に尋ねると，最近は食事に2時間以上かかるようになり食事ペースが落ちてくると「喝を入れる」ために叩くことがあると話された．

身長141cm，体重36.5 kg（体重変化なし），BMI 18.4，AC 22.2 cm（標

準値22.3～32.5），TSF 9mm（標準値4～23.5），軽度のパーキンソニズム，軽度の浮腫あり，血清アルブミン3.5 g/dL．

【介護負担を軽減させるための食事指導】

　在宅チームで相談して，まずは虐待を指摘せずに介護負担を軽減する方針となった．

　管理栄養士による食事調査では，丼のお粥に肉や魚のミキサーを混ぜたものを食べさせていて約900 kcal/日の摂取量だった．食事時間を短縮させるため，お粥を栄養密度が高く嚥下しやすいゼリー状栄養補助食品に置き換えることを提案した．

　また，訪問リハビリの作業療法士により摂食に適した姿勢の指導，言語聴覚療法士により摂食・嚥下リハビリ，訪問看護師から食事介助の指導を行った．

　食事にかかる時間を30分程度に短縮することができた結果，虐待の形跡はみられなくなった．

COLUMN

コミュニティ食堂や配食サービス

　元気な高齢者が主体となって，要介護高齢者に食事を提供する試みが各地で注目されている．

　要介護高齢者が食堂に集まったり配食で訪問をうけることが安否確認になり，引きこもりやADL低下対策として有効である．身体的な健康維持効果のみならず，地域とのつながりは精神的な支えにもなる．

　さらに，サービスを提供する側の高齢者にも働く場や生き甲斐が得られる効果がある．公的介護や若者に頼りきらず，地域の高齢者は主体的に介護に参画しはじめている．

参考文献

1) 神田　茂 ほか：高齢者栄養障害の多角的評価に関する研究　計測法の検討．栄養-評価と治療，18（4）：475-478，2001
2) 井上啓子 ほか：在宅訪問栄養食事指導による栄養介入方法とその改善効果の検証．日本栄養士会雑誌，55（8）：40-48，2012
3) Fiatarone, M. A., et al.：Exercise Training and Nutritional Supplementation for Physical Frailty in Very Elderly People. N Engl J Med, 330：1769-1775, 1994
4) 米山武義 ほか：要介護高齢者に対する口腔衛生の誤嚥性肺炎予防効果に関する研究．日本歯科医学会誌，20：58-68，2001

第4章 高齢化社会における栄養管理の実際

4 refeeding症候群

大村健二

Point

- refeeding症候群は，極度の低栄養状態に栄養投与を開始した場合にみられる代謝変動が引き起こす致命的な病態である
- 高齢化社会では，refeeding症候群を発症するリスクを有する症例が増加すると考えられる
- refeeding症候群に陥るリスクの有無を感知することが何より重要である
- refeeding症候群は，予防的処置と適切なモニタリングで発症を回避することができる

1 refeeding症候群の概要

　　　refeeding症候群と思われる病態が詳細に報告されたのは，第二次世界大戦終戦後に解放された捕虜についてである[1]．解放された捕虜のなかに，十分な栄養補給を受けながら死亡するものがみられた．refeeding症候群の原因は，急激な栄養投与量の増加による代謝の変化とそれに伴う電解質の細胞内移動である．

　　長期の飢餓に代表される**慢性の低栄養**では，脳のケトン体利用が増加するなど生体のグルコース消費量は減少する．そのため，糖新生の速度は低下する．また**蛋白合成速度は低下し，脂肪も分解が優位となる**．これらはリン，カリウム，マグネシウムの細胞内需要を減少させる．

　　このような状態に栄養を投与すると，**血糖値が上昇してインスリンの分泌が増加する**．その結果，おだやかな異化状態から短時間に同化状態へと切り替わり，グリコーゲン，脂肪，蛋白の合成が開始される．このときにグルコースやアミノ酸とともにリン，カリウム，マグネシウムなどが短時間で細胞内に移動し，血中濃度が低下する．これがrefeeding症候群の原因

となる電解質異常の発生機序である．

2 refeeding 症候群で異常がみられる電解質

1）リン

　リンは**細胞内液に含まれる主な陰イオン**であり，細胞質内で営まれる代謝や細胞膜を含む**細胞の構造の構築**，グリコーゲンの合成，エネルギーの産生や貯蔵に必須である．また，**血液内で欠乏すると，ヘモグロビンによる末梢組織への効率のよい酸素運搬が障害される**（後述）．

2）カリウム

　カリウムは**細胞内に最も高濃度に存在する陽イオン**である．**低栄養では体内のカリウム量は減少するが**，その際も血清カリウム濃度はしばしば基準値内にとどまる．

　低栄養状態に栄養を投与すると，インスリンの作用でカリウムが血清から短時間で細胞内へ取り込まれる．その結果，**筋力低下，脱力，心室性期外収縮，心房細動，消化管運動麻痺**といった**低カリウム血症の症状**を呈する．

3）マグネシウム

　マグネシウムは，酸化的リン酸化を含む多くの酵素系に補因子として関与する．また，DNA や RNA，リボゾームの構造の安定にも関与している．**血清マグネシウム濃度はカリウム濃度と相関**しており，高度の低マグネシウム血症は低カリウム血症を招く．その際，**カリウムのみを補充してもカリウム欠乏は是正されない**．

3 refeeding 症候群のリスクとその評価

　refeeding 症候群の予防には，その発症リスクを認識することが何より重要である．高齢者のみならず，多数の疾患や病的状態が refeeding 症候群を発症する誘因となる．

　National Institute for Clinical Excellence（NICE）から出された成人の栄養管理に関するガイドラインでは，refeeding 症候群に陥る危険因子があ

げられている（表1）[2]．表2に refeeding 症候群を呈する高リスク症例を判定する NICE criteria を示す．

表1 ● refeeding 症候群を発症する危険因子

●慢性の低栄養（マラスムス） 　・遷延する絶食または低カロリーの食事 　・吸収不良症候群 　　例：炎症性腸疾患，慢性膵炎，囊胞性線維症，短腸症候群，消化管皮膚瘻 　・加齢に伴う経口摂取不足
●急性の低栄養（クワシオルコル） 　・7日以上栄養管理を受けていない高度侵襲患者 　・術後患者 　・病的肥満に対する急激な減量 　・肥満手術
●神経性食思不振症
●高齢者
●癌患者
●大量の常習飲酒者
●コントロール不良の糖尿病
●ハンガーストライカー
●マグネシウムやアルミニウムを含む制酸薬の長期投与
●利尿薬の長期投与

文献2より作成．

表2 ● refeeding 症候群を発症する高リスク症例を判定する NICE criteria

次の項目の1つ以上を満たす患者 　・BMI が 16 kg/m² 未満 　・意図しない体重減少が過去3〜6カ月で15％を超える 　・10日間以上の栄養摂取がごくわずかであるか，もしくは全くなし 　・栄養投与を開始する前の血清カリウム，リン，マグネシウムのいずれかが低値
または，次の項目の2つ以上を満たす患者 　・BMI が 18.5 kg/m² 未満 　・意図しない体重減少が過去3〜6カ月で10％を超える 　・5日間以上の栄養摂取がごくわずかであるか，もしくは全くなし 　・アルコール依存症，またはインスリン，抗がん薬，制酸薬，利尿薬の投与

文献3より作成．

4 refeeding症候群の病態生理

refeeding症候群の病態生理と症状を**表3**に示す．refeeding症候群では，**腎からのナトリウムと水の排泄が急速に低下する**[4]．尿量を確保するための**水負荷は水分の過負荷をもたらし，心不全を増悪させる**ことがある．

電解質異常は栄養投与開始後2〜3日以内に，循環器系合併症は1週間以内に，せん妄その他の神経症状はそれ以降に出現する．refeeding症候群で認められる電解質・代謝異常のなかで，**低リン血症が最も危険**である．

表3 refeeding症候群の病態生理と症状

●水・電解質異常
・水の細胞間腔への移動，浮腫
・尿量の減少
●グルコースの代謝変動
・高血糖
・急激なグリコーゲン合成
・ピルビン酸のアセチルCoAへの代謝障害
・乳酸の蓄積（乳酸アシドーシス）
●ビタミン欠乏
・ビタミンB群の欠乏
●低リン血症
・せん妄，知覚異常，筋痛症
・筋力低下，呼吸困難，横紋筋融解症
・乳酸アシドーシス
・心不全，心停止
●低マグネシウム血症
・低カルシウム血症，低カリウム血症
・抑うつ・無欲，食欲不振，腹痛
・テタニー，運動失調，筋力低下，てんかん発作，振戦
・不整脈
：心室性期外収縮，心室性頻拍，心室細動
：二次性QT延長症候群
●低カリウム血症
・麻痺，知覚異常，
・呼吸抑制，筋力低下，横紋筋融解症
・不整脈，血圧低下，ジギタリス中毒，心停止

文献3，4より作成．

5 ヘモグロビンの酸素解離曲線の左方移動がもたらす状態

　低リン血症によりヘモグロビンの酸素解離曲線が左方へ移動すると，末梢組織にたどり着いたヘモグロビンから十分に酸素が供給されなくなる（Side Memo参照）．そのため，組織は低酸素状態に陥る．

　低酸素状態ではATP産生が妨げられ，さまざまな臓器障害が惹起される．とりわけ酸素依存度が高いエネルギー産生を行っている心筋に重篤な機能障害をもたらし，急激な経過で死に至る．

　refeeding症候群では，低酸素のためにTCA回路の機能が障害され，アセチルCoAの利用が低下する．その結果，ピルビン酸の乳酸への代謝が増し，乳酸アシドーシスを呈する．

> 〈Side Memo〉低リン血症によるヘモグロビンの酸素親和性の変化
> - 精製ヘモグロビンの酸素親和性は赤血球中のヘモグロビンより遥かに高い．
> - 2,3-diphosphoglycerate（2,3-DPG）は，ヘモグロビンと結合することで酸素親和性を低下させ，末梢組織への酸素の供給を円滑にする．
> - 2,3-DPGは，通常赤血球中にヘモグロビンと同濃度存在するが，低リン血症ではその濃度が低下する．
> - その結果，ヘモグロビンの酸素解離曲線が左方へ移動し，ヘモグロビンは酸素を離しにくくなり，末梢組織は低酸素状態に陥る．

6 refeeding症候群の予防

　refeeding症候群を発症するリスクがあると考えられる症例には，あらかじめビタミンや電解質の投与を行う．低栄養状態では各種ビタミンも欠乏していることが多く，ビタミンB_1欠乏には特に注意が必要である．ビタミンB_1欠乏でも低リン血症と同様に乳酸アシドーシスを呈するため，refeeding症候群ではビタミンB_1欠乏がマスクされる可能性がある．

　栄養投与開始前の血清電解質値が正常であっても，リスクに応じてリン，

```
┌─────────────────────────────┐
│ 血清カリウム値，カルシウム値， │
│ リン値，マグネシウム値のチェック │
└─────────────┬───────────────┘
              ▼
┌─────────────────────────────────────────────┐
│ ・栄養の投与を開始する前にビタミンB₁を経口的に 200～300 mg/日投与 │
│ ・さらに複合ビタミンB薬を1～2錠，1日3回経口投与         │
│ 　（またはfull-doseのビタミンBを静脈内投与）              │
│ ・マルチビタミンと微量元素を1日1回投与                  │
└─────────────┬───────────────────────────────┘
              ▼
┌─────────────────────────────┐
│ ・栄養の投与を10 kcal/日から開始 │
│ ・4～7日以上かけて緩徐に投与量を増量 │
└─────────────┬───────────────┘
              ▼
┌─────────────────────────────────────────┐
│ ・脱水の補正は注意深く                          │
│ ・カリウム，リン，マグネシウムの補給と補正            │
│ 　K⁺   2～4 mmol/kg/日                     │
│ 　PO₄  0.3～0.6 mmol/kg/日                 │
│ 　Mg²⁺ 0.2 mmol/kg/日　静脈内投与            │
│ 　または 0.4 mmol/kg/日　経口投与             │
└─────────────┬───────────────────────────┘
              ▼
┌─────────────────────────────┐
│ 最初の2週間は血清カリウム値，    │
│ カルシウム値，リン値，マグネシウム値を │
│ モニターし適切に対処           │
└─────────────────────────────┘
```

図● refeeding 症候群の高リスク症例に対する栄養管理
文献3より作成．

カリウム，マグネシウムを投与する．なお，高リスク症例では，栄養を投与する12～24時間前にビタミンや電解質の補給を開始することが重要である．

7 refeeding 症候群発症のリスクを有する症例に対する栄養管理

refeeding 症候群の高リスク症例に対する栄養管理の方針を**図**に示す[3]．
栄養投与開始時の投与速度は，リスクの高さによって調節する．5日以上経口摂取がなされていないものの**表2**の criteria を満たさない症例には，**必要栄養量の50％以下から開始する．**また，その栄養投与量を少なくとも2日間継続する．さらに，BMIが14以下，または2週間以上ほとんど栄養

を摂取していない超高リスク症例には5 kcal/kg/日以下の速度で開始する.

高リスク症例では4～7日以上かけて目標投与量まで上げることが推奨されている.超高リスク症例では,栄養の投与をより時間をかけて行うのが安全である.なお栄養投与量は,次に述べるモニタリングを行いながら漸次増加させる.

8 refeeding症候群発症のリスクを有する症例に対するモニタリング[2]

refeeding症候群を発症する可能性がある場合,栄養管理開始初期にはバイタルサインを頻回にチェックするとともに,心電図のモニターを行う.血清電解質は,最初の週は最低1日に1回,2週目は7日間に3回測定する.

血清リン値が基準値の下限を多少下回っても低リン血症の症状は出現しないので注意が必要である.血清中のリンやカリウムなどの濃度が基準値を下回った場合,症状がなくても直ちにそれらの補充を開始する.

9 refeeding症候群の治療

refeeding症候群を発症したことが疑われる症例には,直ちに栄養の投与を中止する.インスリンが使用されていれば低血糖に十分注意する.さらに血液ガス分析と血液生化学検査を施行し,直ちにリン酸2カリウム製剤とビタミンB_1を加えた電解質輸液の投与を開始する.

その際,カリウムの投与速度が速くなりすぎないよう注意が必要である.図に示した投与量を24時間かけて静脈内に投与する速度で開始するのが安全である.血液生化学検査や血液ガス分析検査でrefeeding症候群と診断されたら,データに基づいて血清電解質異常の補正を開始・継続する.そのうえで血清電解質異常の是正と乳酸アシドーシスの改善を確認し,ガイドラインに従って栄養の投与を再開する.

参考文献

1) Schnitker, M. A., et al. : A clinical study of malnutrition in Japanese prisoners of war. Ann Intern Med, 35 : 69-96, 1951
2) Mehanna, H., et al. : Refeeding syndrome – awareness, prevention and management. Head Neck Oncol, 1 : 4, 2009
3) National Institute for Health and Clinical Excellence : Nutrition support in adults. Clinical Guideline, CG32, 2006
4) Crook, M. A., et al. : The importance of the refeeding syndrome. Nutritione, 17 : 632-637, 2001

第5章 高齢者の栄養摂取状況

国民健康・栄養調査から

大村健二

Point

- 国民健康・栄養調査結果の概要によると，高齢者は若年者と同等のエネルギーを摂取している[1]
- 男性，女性ともに50歳代，60歳代は20歳代と同等か，やや多い蛋白質を摂取している
- 脂質の摂取量は男性，女性ともに60歳代以降減少する
- 男性，女性ともに加齢に伴って炭水化物エネルギー比率が上昇する

1 国民健康・栄養調査とは

　　　国民健康・栄養調査は，健康増進法に基づき厚生労働省が実施する調査である．国民の身体の状況，栄養摂取量および生活習慣の状況を明らかにし，国民の健康増進の総合的な推進を図るための基礎資料を得ることを目的とする．無作為抽出した300単位区内の世帯（約6,000世帯）および当該世帯の1歳以上の世帯員（約18,000人）を対象とし，毎年11月に実施されている．

　身体状況として身長，体重，腹囲，血圧，血液検査，歩数，問診（服薬状況，運動）などが測定される．また，食品摂取量，食事状況（欠食，外食等）が調べられる．さらに，生活習慣調査として身体活動・運動，休養（睡眠），飲酒，喫煙，歯の健康等に関する生活習慣全般について調査が行われる．

　本稿では，国民健康・栄養調査から若年者と比較した高齢者の栄養摂取状況を解説する．

2 加齢に伴うエネルギー摂取量の推移（図1，2）

- 男性のエネルギー摂取量は，20歳代と比較して50歳代，60歳代の方が多い．
- 一方，70歳以上の男性のエネルギー摂取量は50歳代，60歳代と比較して減少し，20歳代をも下回る．
- 女性の50歳代，60歳代のエネルギー摂取量も，20歳代のそれを上回っている．
- 女性の場合は，70歳以降のエネルギー摂取量は20歳代のものとほとんど差はない．

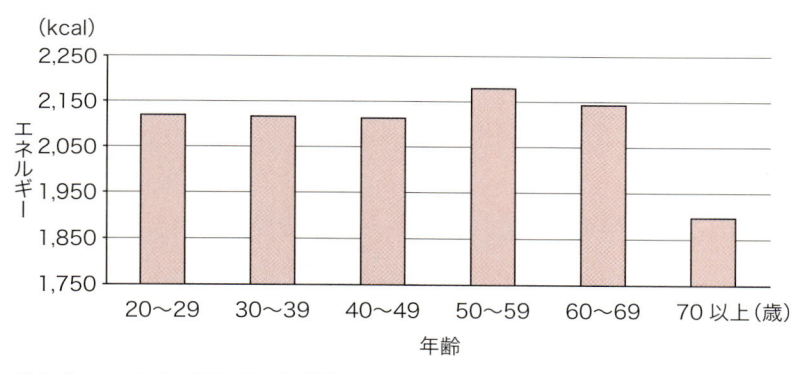

図1 ●エネルギー摂取量（男性）
文献1より作成．

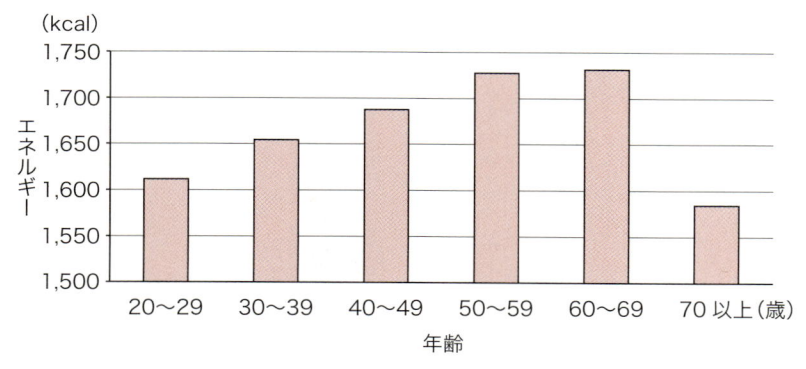

図2 ●エネルギー摂取量（女性）
文献1より作成．

第5章　高齢者の栄養摂取状況

3 加齢に伴う蛋白質摂取量の推移（図3，4）

- 男性の蛋白質摂取量は20歳代から60歳代までほぼ同等であるが，50歳代と60歳代に小さなピークがある．
- 女性の蛋白質摂取量は，20歳代以降60歳代をピークに増加する．
- 女性の蛋白質摂取量は70歳を超えた集団で減少するが，それでも20歳代，30歳代とほぼ同等である．

4 加齢に伴う脂質摂取量の推移（図5，6）

- 男性の脂質摂取量は20歳代にピークを示し，30歳代から50歳代までほぼ同じであるが，60歳代以降は明らかに減少する．
- 女性の脂質摂取量は40歳代に小さなピークを形成したのち60歳代以降減少に転じる．

5 加齢に伴う炭水化物エネルギー比率の推移（図7，8）

- 男性の炭水化物エネルギー比率は加齢とともに上昇し，50歳代以降は60％を超える．
- 女性の炭水化物エネルギー比率も加齢とともに上昇し，70歳以降の集団では60％を超える．

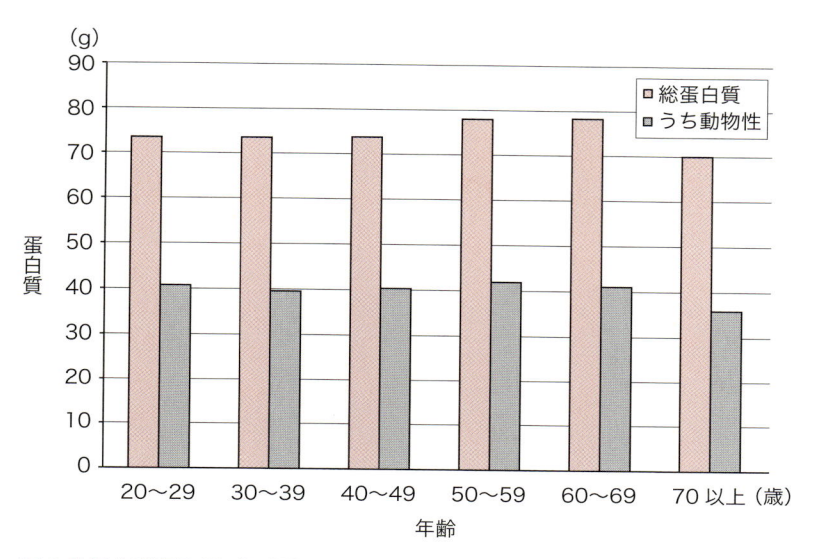

図3 ● 蛋白質摂取量（男性）
　文献1より作成．

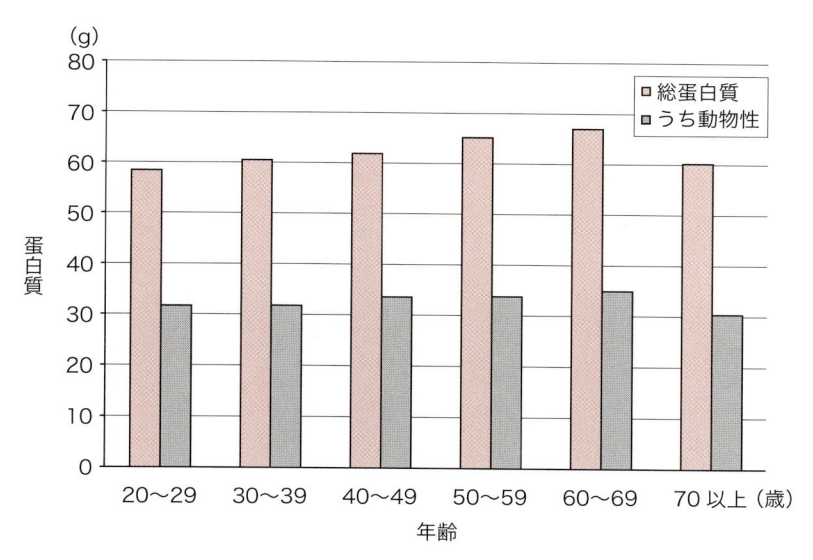

図4 ● 蛋白質摂取量（女性）
　文献1より作成．

第5章　高齢者の栄養摂取状況

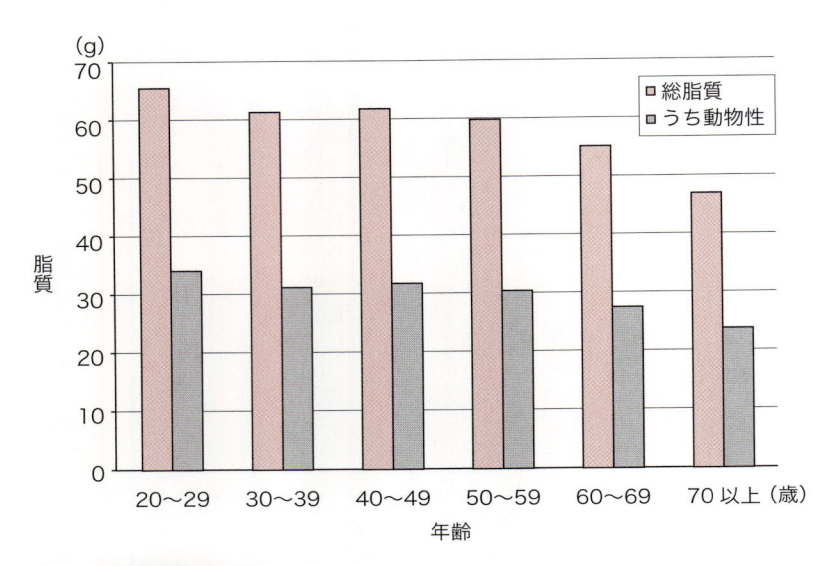

図5 ●脂質摂取量(男性)
文献1より作成.

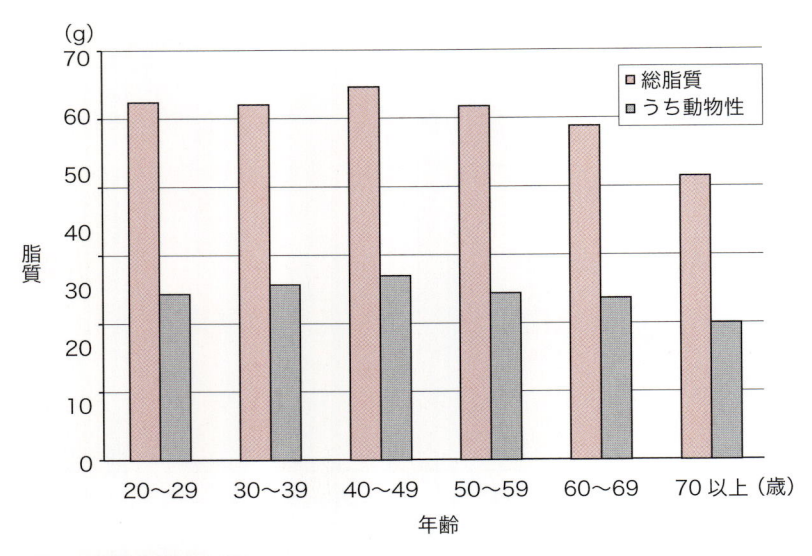

図6 ●脂質摂取量(女性)
文献1より作成.

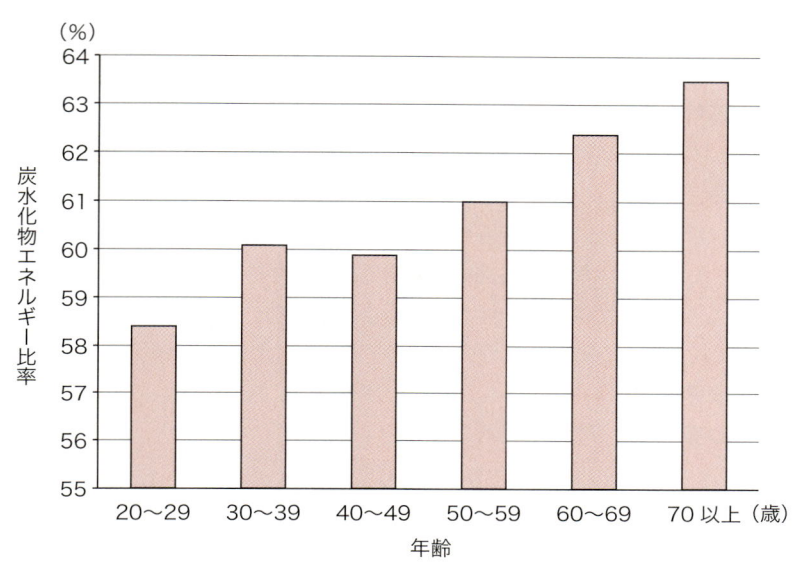

図7 ● 炭水化物エネルギー比率（男性）
文献1より作成.

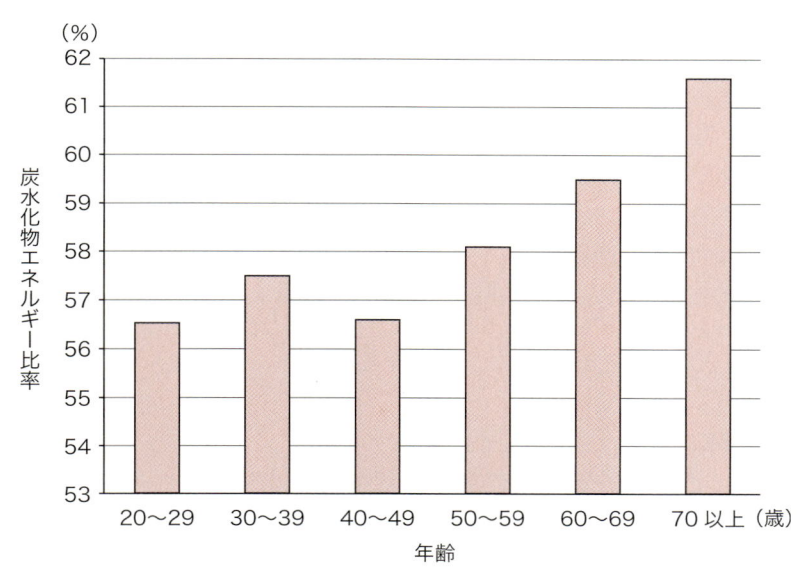

図8 ● 炭水化物エネルギー比率（女性）
文献1より作成.

第5章　高齢者の栄養摂取状況

COLUMN

① 元気に通院する高齢患者

　元気に通院する高齢の患者さんには，肉を好む方が多いという印象をもっている医師は少なくないであろう．60歳代や70歳代以上の高齢者は，一般に考えられている以上に動物性蛋白質を摂取している．**骨格筋量を保つこと**は，とりわけ高齢者では**個体の維持に直結**する．したがって，高齢者のこのような食行動は，自らの**生存の可能性**を高める**合目的**なものと考えられる．その行動を，入院加療に伴った誤った介入で妨げてはならない．高齢者にとって適切な蛋白摂取量は1.5 g/kg/日との報告もある[2]．これらを念頭において，栄養摂取量の過不足を判断するべきである．

② 高齢者の炭水化物と脂肪の摂取

　男性も女性も，加齢に伴って炭水化物エネルギー比率が増加する．これは主として脂肪の摂取量が減少することに起因しており，摂取する炭水化物の絶対量はほとんど変化しない．グルコースを最も消費する臓器は脳である．また，国民健康栄養調査に参加する人たちには認知症はないと考えられ，脳のグルコース消費量はほぼ100 g/日と推測される．減少しない脳のグルコース消費が，加齢に影響されないグルコースの摂取に反映されていると推測される．

　男性の脂質の摂取量は，20歳代にピークがある．脂肪酸の最大の消費臓器は骨格筋であり，骨格筋における脂肪酸の消費量が摂取量に反映されていると推測される．また，60歳代以降に脂質の摂取量が大きく減少する理由は，男性の日常生活における骨格筋への負荷が減少するからであると考えられる．

　このように，国民を集団でみた場合の摂食行動は大変理にかなっているようである．

参考文献

1) 平成22年国民健康・栄養調査結果の概要：http://www.mhlw.go.jp/stf/houdou/2r98520000020qbb-att/2r98520000021c0o.pdf
2) Wolfe, R. R., et al.：Optimal protein intake in the elderly. Clinical Nutrition, 27：675-684, 2008
3) Aberg, W., et al.：Fat oxidation and plasma removal capacity of an intravenous fat emulsion in elderly and young men. Nutrition, 22：738-743, 2006

INDEX
索引

数字

2,3-diphosphoglycerate	204
2,3-DPG	204
5-HT	31
^{13}C-グルコース	24

欧文

A〜C

AACAT 2	29
acetyl-coenzyme A acetyltransferase	30
Alzheimer型認知症	113
ASPEN	123
aspiration pneumonia	136
aspiration pneumonitis	136
α-リミットデキストリン	23
bacterial overgrowth	14
bacterial translocation	62
BAT1/b0, ＋AT （b0, ＋-type amino acid transporter）	37
BCAA	61, 162
BCAA製剤	62
BEE	84
behavioral psychological symptoms with dementia	118
Best Swallow	174
BPSD	118
BUN	54
β酸化	41
cachexia	90, 153
cardiovascular disease	72
cardiac cachexia	93
central pontine myelinolysis	186
chronic kidney disease	54, 72
CKD	54, 72
COPD	82, 85
CPM	186
CVD	72
CYP3A4	39

D〜F

dementia with Lewy bodies	113
DESIGN-R	103
DLB	113
DXA法	152
end stage kidney disease	72
ERAS	52
ESKD	72
ESPEN	69, 124
EWGSOP	160
frailty	74, 156
frontotemporal dementia	113
FTD	113
FXR	34

G〜L

GERD	125
Geriatric Nutritional Risk Index	67
GIP	99
GLP-1	99
glucose transporter 2	20
GLUT2	20
glucagon-like peptide-1	99
glucose-dependent insulinotropic polypeptide	99
GNRI	67
*H.pylori*感染	13
Harris-Benedict	84, 168, 185
HbA1c	96
HDL	29
IGF-1	155
IADL	48
IIT	53
insulin-like growth factor-1	155
intensive insulin therapy	53
Intermittent oral catheterization	126

IOC	126
LAT2（L-type amino acid transporter 2）	36
LCFA	31
LDL受容体	34
LES	63
Lewy小体型認知症	113
LPL	29

M〜O

malnutrition	75
malnutrition inflammation atherosclerosis（anemia）syndrome	74
malnutrition-inflammation complex（cachexia）syndrome	74
MCFA	31
MIA	74, 94
microaspiration	170
microsomal triglyceride transfer protein	30
MICS	74
MNA®	185
monoglyceride acyltransferase	31
MRHE	53
MTP	29
Na^+/K^+ポンプ	20
National Institute for Clinical Excellence（NICE）	201
Na^+依存性酸性アミノ酸トランスポーター	36
Na^+依存性中性アミノ酸輸送系B0	36
Na^+／グルコース共輸送担体	20
NICE criteria	202
NPC1L1	29
NPC/N	54
OATP	39
objective date assessment	185
ODA	185
orphan-GPCR	31
orphan G-protein coupled receptor	31

P〜R

Parkinson病	114, 131
PEG	123, 125, 146
PEI	66
PEM	59, 68, 92
PEPCK	34
PepT1	38
percutaneous endoscopic gastrostomy	123, 146
permissive underfeeding	53
PEW	74
PKCβII	20
poly-pharmacy	47
PPI	25
PPN	111
protein-energy malnutrition	68, 92
protein-energy wasting	74
proton-dependent oligopeptide transporter（POT family）	38
proton pump inhibitor	25
psychomotor activity	57
PYY	31
rapid turnover protein	18, 41
rBAT（related to b0, + -type amino acid transporter）	37
REE	60
refeeding症候群	200
reverse epidemiology	74
RTP	41

S〜Z

SCFA	31
SGA	105, 185, 192
SGLT1	20
SLC15A（solute carrier 15A）	38
SP	138
subjective global assessment	192
TAT1（T-type amino acid transporter 1）	36
TG	29
TPN	110
vascular dementia	113
VD	113
VLDL	29
Wallenberg症候群	125
wasting	75
Worst Swallow	174

和文

あ行

亜鉛	40
悪液質	90, 153, 162, 167
圧迫	103
アポB48	29
アポE	29
アマンタジン	141

INDEX

アミノ酸	36, 154	解糖系	41
アミノ酸インバランス	61	カイロミクロン	29
アンジオテンシン変換酵素（ACE）阻害薬	140	カイロミクロンレムナント	29
		ガスモチン®	141
安静時エネルギー消費量	60	活性中心	40
安全投与量	109	活動によるサルコペニア	166
胃酸分泌	13	空嚥下	174
意思決定プロセス	149	加齢によるサルコペニア	166
萎縮性胃炎	13	管腔内，膜消化	68
胃食道逆流	125, 174	間欠的口腔カテーテル栄養法	126
イソマルターゼ	23	肝硬変	59
一次蠕動波	12	肝疾患	59
胃適応弛緩	12	癌性悪液質	69, 162
胃排出速度	14	肝性脳症	64
胃瘻	134, 146, 183	肝臓癌	59
陰イオン交換樹脂	33	肝不全用経腸栄養剤	64
インクレチン	26, 99	気管支喘息	82
咽喉頭感覚低下	170	危険因子の逆転現象	74
インスリン	31	基質認識性	41
インスリン感受性組織	41	基礎エネルギー消費量	84
インスリン治療	68	客観的データ栄養評価	185
インスリン抵抗性	21, 44, 214	吸収面積	31
インスリン様成長ホルモン	155	急性呼吸不全	85
インスロー	100	強化インスリン療法	53
栄養ケア・ステーション	194	橋中心性壊死	186
栄養投与ルート	181	虚弱	152, 156
栄養によるサルコペニア	166	虚弱高齢者	96
栄養補助食品	106	筋萎縮性側索硬化症	131, 135
エネルギー摂取量	209	筋衛星細胞	155
エレンタール®	68, 198	筋仮説	90
嚥下運動機能	171	筋蛋白の崩壊	48
嚥下機能障害	99	筋肉量	152
嚥下障害	115, 121, 134, 173	筋力	152
嚥下食ピラミッド	122, 126	筋力トレーニング	79
嚥下造影検査	122, 174	空間認知障害	114
嚥下調整食	126	空腹時血糖	97
嚥下内視鏡検査	122, 174	くも膜下出血	121
嚥下反射	138, 170	グリコーゲン貯蔵量	63
嚥下誘発テスト	122	クリティカルコロナイゼーション	111
塩酸	26	グルコース輸送担体	20
炎症	156	グルコアミラーゼ	23
塩分摂取制限	92	グルセルナ	100
延命	145	クレアチン	163
オーファンG蛋白質共役型受容体	31	クワシオルコル	161
オリゴペプチド	41	経管栄養	119
		経管栄養管理	198
か行		経管栄養療法	146
外因性のエネルギー需要	47	経静脈栄養療法	146
		経腸栄養	55

索引 **217**

経腸栄養剤	100
経鼻胃経管栄養法	127
経皮内視鏡下胃瘻造設術	123, 146
頸部聴診	122
結核	82
血糖管理目標値	97
血糖コントロール	99
ケトン体	41
健康増進法	208
原発性サルコペニア	160
コール酸	33
抗うつ薬	118
高カロリー輸液	79, 100
後期高齢者	182
口腔咽頭粘膜機能	172
口腔ケア	174, 197
高血糖	53, 96
交互嚥下	174
抗コリン薬	133
高次生活機能	12
抗精神病薬	118, 137
酵素反応	18
喉頭下垂	170
喉頭ファイバースコープ	174
高齢者糖尿病	96
高齢者の栄養素代謝	44
誤嚥性肺炎	83, 99, 122, 170
呼吸器疾患	82
呼吸不全	85
国民健康・栄養調査	208
孤束核	17
骨格筋指数	152
コバシル®	140
コミュニティ食堂	199
コレステロール	29
コレステロール7α水酸化酵素	33
コレステロールエステル	29

さ行

在宅酸素療法	176
在宅訪問栄養指導	194
在宅訪問歯科衛生指導	196
在宅訪問診療	192
在宅訪問リハビリテーション	195
サブスタンスP	138
サルコペニア	68, 152, 160, 165
サルコペニア肥満	165
酸化還元反応	18

死因別死亡数	82
脂質摂取量	210
視床下部	17
姿勢調整	125
事前指示書	150
市中肺炎	84
疾患によるサルコペニア	166
失行・失認	114
湿潤	103
疾病モデル	157
脂肪吸収障害	16
脂肪酸	31, 163
脂肪乳剤	100
脂肪便	16, 67
就寝前軽食	63
重炭酸イオン	26
十二指腸びまん性白斑	34
終末期	145
主観的包括的栄養評価	105, 185, 192
手段的日常動作	48
消化管運動	12
消化管ガス	15
消化酵素	20
小腸 bacterial overgrowth	33
小腸粘膜不攪拌層	31
小腸の酵素活性	12
静脈血栓形成	189
食後高血糖	98
食後の胃排出時間	174
食事指導	12
食事状況	208
褥瘡	103
褥瘡の肉芽色	111
褥瘡予防・管理ガイドライン	105
食道クリアランス	12, 172
シロスタゾール	141
神経原線維変化	114
神経変性疾患	131
心血管疾患	72
滲出液	106
心臓悪液質	93
身体状況	208
シンバイオティクス	188
膵β細胞	31
膵アミラーゼ	22
膵外分泌機能	16, 36, 66
膵酵素補充療法	67
水素	14, 21

推定平均必要量	109
スクラーゼ	23
スクリーニングテスト	122
生活習慣調査	208
生活習慣病	89
脆弱性	74
成人市中肺炎診療ガイドライン	84
成長ホルモン補充療法	156
成分栄養剤	68
成分栄養療法	69
咳反射	138
セタプリル®	140
摂食・嚥下障害	114, 121, 170
切除不能膵癌	69
前悪液質	162
前頭側頭型認知症	113
せん妄	57, 114
創から見た栄養評価	106
臓器欠落	48
創底管理	105
咀嚼	12
尊厳死法制化	149

た行

体圧分散用具	103
体位変換	103
耐術能	57
大腿骨近位部骨折	167
耐糖能	21, 53
大脳基底核	17, 138
唾液分泌	12, 170
立場表明	149
段階的食事療法	122
短鎖脂肪酸	21, 31
胆汁酸	29
胆汁酸吸収障害	34
胆汁酸脱抱合	25
炭水化物	20
炭水化物エネルギー比率	210
胆膵機能	12
単糖類	20
胆嚢収縮能	16
蛋白質・エネルギー低栄養	59, 68, 92
蛋白質摂取量	210
蛋白質漏出量	106
蛋白不耐	64
蛋白漏出性胃腸症	18, 41
窒息	118, 137

中鎖脂肪酸	31
中心静脈栄養	110, 197
腸肝循環	33
腸管蠕動低下	55
長期静脈栄養管理	188
長期の飢餓	200
長期療養型病床	179
長鎖脂肪酸	31
腸内細菌	21
治療からの撤退	149
治療の差し控え	149
低カリウム血症	201
低蛋白血症	18
低蛋白食	64
低ナトリウム血症	51, 53
低マグネシウム血症	201
低リン血症	203
デオキシコール酸	33
テストステロン	155
デヒドロエピアンドロステロン	155
デンプン部分分解物質	21
ドーパミン	132
ドーパミン遊離促進薬	141
透析	72
頭側挙上制限	103
疼痛コントロール	87
糖の酸化能	20
動脈硬化性疾患	89
特定栄養素	110
ドライウェイト	80
ドライマウス	17
トランスフェリン	41

な行

内因性のエネルギー産生	47
肉芽	105
二酸化炭素	18, 21
二次性サルコペニア	160
二重エネルギーX線吸収測定法	152
二糖類分解酵素	23
日本静脈経腸栄養ガイドライン	85
乳酸	41
乳酸アシドーシス	204
尿中亜鉛	41
尿毒症	77
認知症	99, 113, 137, 182
認知症疾患治療ガイドライン	119
認知症に伴う行動・心理症候	118

粘膜肥満細胞	31
脳血管障害	99, 114, 121, 137, 182
脳血管性認知症	113
脳梗塞	121, 185
脳出血	121
能動輸送	20
脳変性疾患	137

は行

パーキンソニズム	114
肺癌	86
配食サービス	199
廃用症候群	79, 160
廃用性萎縮	155
バソプレシン	51
発酵反応	18, 21
半夏厚朴湯	141
半固形化	187
反復唾液嚥下テスト	122
非代償性慢性膵炎	25
ビタミンB_1欠乏	93, 204
ビタミンD	156, 163
病態特異的な栄養療法	110
ピルビン酸	41
フードモデル	98
不応性悪液質	162
複数回嚥下	174
不顕性誤嚥	138, 170
不随意運動	134
不飽和脂肪酸	187
不飽和遊離脂肪酸	31
プレアルブミン	42
プレタール®OD錠	141
プレハビリテーション	165
プロトンポンプ阻害薬	25
プロピオン酸	31
分岐鎖アミノ酸	61, 162
ペプチダーゼ	36
ペプチドYY	31
ペプチドトランスポーター	38
ペプチド輸送系	37
ヘモグロビンの酸素解離曲線	204
ヘモグロビンの酸素親和性	204
扁桃体	17
便秘	133
飽和遊離脂肪酸	31
歩行速度	153
ホメオスタシス	157

ま行

末期腎不全	72
末梢静脈栄養	111
マラスムス	161
マルターゼ	22
マルトース	23
マルトトリオース	23
慢性呼吸不全	85
慢性腎臓病	54, 72
慢性心不全	90
慢性膵炎	66
慢性の低栄養	200
慢性閉塞性肺疾患	82
味覚	17
水飲みテスト	122
ミセル	29
味蕾	17
メタボリックシンドローム	32, 89
メタン	14, 21
メタン産生菌	22
メッツ	164
目標摂取エネルギー量	97
モサプリドクエン酸塩	141

や行

薬剤性嚥下障害	171
有機アニオントランスポーターポリペプチド	39
有酸素運動	164
輸送系L	36
輸送系T	36
葉酸欠乏	143
抑うつ	114, 118

ら行

理想体重比	67
リハビリテーション	55, 57
リハビリテーション栄養	165
リビングウィル	150, 190
リポ蛋白リパーゼ	29
ループ利尿薬	93
レジスタンス運動	158, 163
レチノール結合蛋白	42
レプチン	31
老化	157
老人斑	114
老衰	159

●編者プロフィール

大村 健二(Kenji Omura)
山中温泉医療センター　センター長

1980年金沢大学医学部卒業．85年金沢大学大学院博士課程修了．研修医時代から外科代謝・栄養学の研究を行う．核酸代謝，葉酸代謝の観点から5-FUの研究にも従事．98年～99年，文部省在外研究員として南カリフォルニア大学Norris Comprehensive Cancer Centerに派遣さる．2006年金沢大学附属病院内分泌・総合外科科長，臨床教授，厚生連高岡病院外科診療部長を経て2010年より現職．専門は上部消化管外科，癌の化学療法，代謝・栄養学．2013年2月金沢で第28回日本静脈経腸栄養学会学術集会を主宰．耳鼻咽喉科医の妻との間に息子が2人．

葛谷 雅文(Masafumi Kuzuya)
名古屋大学大学院医学系研究科地域在宅医療学・老年科学（老年内科）教授

1983年大阪医科大学卒業，89年名古屋大学大学院医学研究科博士課程修了，91年米国国立老化研究所研究員，96年名古屋大学医学部附属病院（老年科）助手，99年～講師，2002年～助教授，07年～准教授．09年名古屋大学医学部附属病院NST委員長（兼任），11年名古屋大学大学院医学系研究科地域在宅医療学・老年科学分野（老年内科）教授．専門は老年医学，栄養・代謝，サルコペニア，動脈硬化，認知症，地域在宅医療学．若いころは動脈硬化に関連する過栄養を通して栄養を考えていましたが，急増している高齢者の診療を通して，低栄養にも視野を広げる必要を感じ，現在に至っています．

治療が劇的にうまくいく！高齢者の栄養 はじめの一歩
身体機能を低下させない疾患ごとの栄養管理のポイント

2013年3月1日　第1刷発行	編　者	大村 健二，葛谷 雅文
2014年3月25日　第2刷発行	発行人	一戸 裕子
	発行所	株式会社 羊 土 社
		〒101-0052
		東京都千代田区神田小川町2-5-1
		TEL 03（5282）1211
		FAX 03（5282）1212
		E-mail eigyo@yodosha.co.jp
		URL http://www.yodosha.co.jp/
ⓒYODOSHA CO., LTD. 2013	装幀	ペドロ山下
Printed in Japan	印刷所	日経印刷株式会社
ISBN978-4-7581-0896-6		

本書に掲載する著作物の複製権，上映権，譲渡権，公衆送信権（送信可能化権を含む）は（株）羊土社が保有します．本書を無断で複製する行為（コピー，スキャン，デジタルデータ化など）は，著作権法上での限られた例外（「私的使用のための複製」など）を除き禁じられています．研究活動，診療を含み業務上使用する目的で上記の行為を行うことは大学，病院，企業などにおける内部的な利用であっても，私的使用には該当せず，違法です．また私的使用のためであっても，代行業者等の第三者に依頼して上記の行為を行うことは違法となります．

JCOPY ＜(社) 出版者著作権管理機構 委託出版物＞
本書の無断複写は著作権法上での例外を除き禁じられています．複写される場合は，そのつど事前に，(社) 出版者著作権管理機構 (TEL 03-3513-6969, FAX 03-3513-6979, e-mail: info@jcopy.or.jp) の許諾を得てください．

羊土社ハンディ版ベストセラー厳選入門書

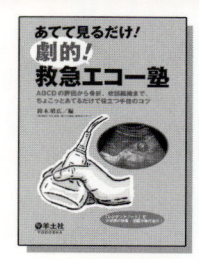

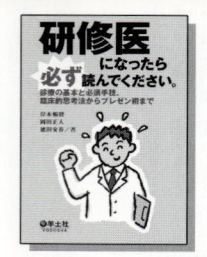

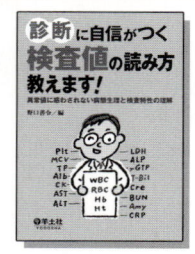

あてて見るだけ！劇的！救急エコー塾
ABCDの評価から骨折，軟部組織まで，ちょこっとあてるだけで役立つ手技のコツ

鈴木昭広／編　■ 定価（本体3,600円＋税）　■ 189頁　■ ISBN978-4-7581-1747-0

研修医になったら必ず読んでください。
診療の基本と必須手技，臨床的思考法からプレゼン術まで

徳田安春，岡田正人，岸本暢将／著
■ 定価（本体3,000円＋税）　■ 253頁　■ ISBN978-4-7581-1748-7

診断に自信がつく検査値の読み方教えます！
異常値に惑わされない病態生理と検査特性の理解

野口善令／編　■ 定価（本体3,600円＋税）　■ 318頁　■ ISBN978-4-7581-1743-2

本当にわかる精神科の薬はじめの一歩
疾患ごとの具体的な処方例で，薬物療法の考え方とコツ、治療経過に応じた対応が身につく！

稲田 健／編　■ 定価（本体3,200円＋税）　■ 223頁　■ ISBN978-4-7581-1742-5

どう診る？どう治す？皮膚診療はじめの一歩
すぐに使える皮膚診療のコツとスキル

宇原 久／著　■ 定価（本体3,800円＋税）　■ 262頁　■ ISBN978-4-7581-1745-6

絶対わかる抗菌薬はじめの一歩
一目でわかる重要ポイントと演習問題で使い方の基本をマスター

矢野晴美／著　■ 定価（本体3,300円＋税）　■ 207頁　■ ISBN978-4-7581-0686-3

教えて！ICU集中治療に強くなる
早川 桂，清水敬樹／著
■ 定価（本体3,800円＋税）　■ 239頁　■ ISBN978-4-7581-1731-9

発行　**羊土社 YODOSHA**

〒101-0052 東京都千代田区神田小川町2-5-1　TEL 03(5282)1211　FAX 03(5282)1212
E-mail：eigyo@yodosha.co.jp
URL：http://www.yodosha.co.jp/

ご注文は最寄りの書店、または小社営業部まで

羊土社ハンディ版ベストセラー厳選入門書

Dr.浅岡の本当にわかる漢方薬
日常診療にどう活かすか？漢方薬の特徴,理解の仕方から実践まで解説.
さまざまな疑問の答えがみつかる！

浅岡俊之／著　■定価（本体3,700円＋税）　■197頁　■ISBN978-4-7581-1732-6

人工呼吸に活かす！呼吸生理がわかる、好きになる
臨床現場でのモヤモヤも解決！

田中竜馬／著　■定価（本体3,300円＋税）　■287頁　■ISBN978-4-7581-1734-0

画像診断に絶対強くなるワンポイントレッスン
病態を見抜き、サインに気づく読影のコツ

扇　和之／編　堀田昌利, 土井下怜／著
■定価（本体3,600円＋税）　■180頁　■ISBN978-4-7581-1174-4

内科医のための不眠診療はじめの一歩
誰も教えてくれなかった対応と処方のコツ

小川朝生, 谷口充孝／編
■定価（本体3,500円＋税）　■221頁　■ISBN978-4-7581-1730-2

酸塩基平衡、水・電解質が好きになる
簡単なルールと演習問題で輸液をマスター

今井裕一／著　■定価（本体2,800円＋税）　■202頁　■ISBN978-4-7581-0628-3

輸液ができる、好きになる
考え方がわかるQ&Aと処方計算ツールで実践力アップ

今井裕一／著　■定価（本体3,200円＋税）　■254頁　■ISBN978-4-7581-0691-7

臨床統計はじめの一歩Q&A
統計のイロハから論文の読み方, 研究のつくり方まで

能登　洋／著　■定価（本体2,800円＋税）　■236頁　■ISBN978-4-7581-0655-9

あらゆる「痛み」を診る力がつく緩和医療レッスン
患者ケア、疼痛管理、症状緩和の基本がわかる

沢村敏郎／著　■定価（本体3,800円＋税）　■197頁　■ISBN978-4-7581-0648-1

発行　羊土社 YODOSHA　〒101-0052 東京都千代田区神田小川町2-5-1　TEL 03(5282)1211　FAX 03(5282)1212
E-mail：eigyo@yodosha.co.jp
URL：http://www.yodosha.co.jp/　　ご注文は最寄りの書店、または小社営業部まで

プライマリケアと救急を中心とした総合誌

レジデントノート

年間定期購読料（送料サービス）
- 月刊のみ　12冊
  定価（本体24,000円＋税）
- 月刊＋増刊
  増刊を含む定期購読は羊土社営業部までお問い合わせいただくか、ホームページをご覧ください。
  URL：http://www.yodosha.co.jp/rnote/

医療現場での実践に役立つ研修医のための必読誌！

レジデントノート は，
研修医・指導医にもっとも
読まれている研修医のための雑誌です

月刊　毎月1日発行　B5判　定価（本体2,000円＋税）

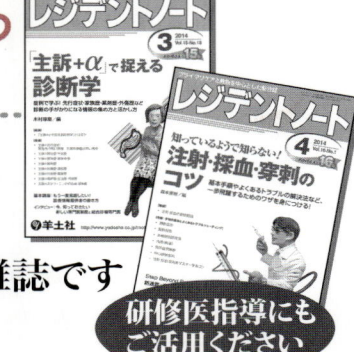

研修医指導にもご活用ください

特徴
① 医師となって最初に必要となる"基本"や"困ること"をとりあげ，ていねいに解説！
② 画像診断，手技，薬の使い方など，すぐに使える内容！日常の疑問を解決できます
③ 先輩の経験や進路選択に役立つ情報も読める！

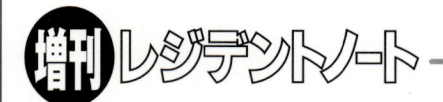

増刊 レジデントノート

増刊　年6冊発行　B5判

月刊レジデントノートの
わかりやすさで，1つのテーマを
より広く，より深く解説！

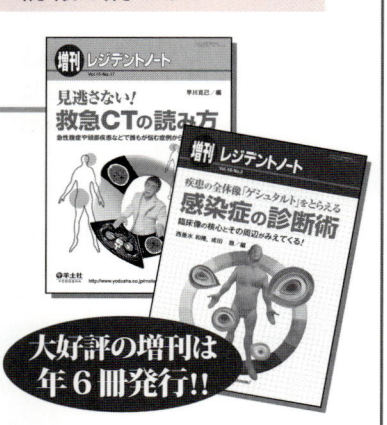

大好評の増刊は
年6冊発行!!

発行　羊土社 YODOSHA　〒101-0052 東京都千代田区神田小川町2-5-1　TEL 03(5282)1211　FAX 03(5282)1212
E-mail：eigyo@yodosha.co.jp
URL：http://www.yodosha.co.jp/

ご注文は最寄りの書店、または小社営業部まで